www.ingramcontent.com/pod-product-compliance
Lightning Source LLC
Chambersburg PA
CBHW060248290526
45789CB00001B/238
9781469928944

بسم الله الرحمن الرحيم

انسان از منظری دیگر

(ویرایش دوم)

در نگاه اول، به نظر می‌رسد که عنوان این کتاب، با فهرست مطالب آن، سازگار نیست. اما باید توجه داشت که مطالب متن، عهده‌دار بیان برخی قابلیت‌های کیفی انسان است که با عنوان برگزیده، هماهنگی دارد. از این رو و به دلیل شهرت کتاب به نام «انسان از منظری دیگر»، از تغییر این عنوان در ویرایش دوم، صرف‌نظر شد.

نام کتاب: .... انسان از منظری دیگر

نویسنده: .... محمد علی طاهری

ویرایش و تنظیم فهرست: .... محدثه سادات ایزد پناه

صفحه آرا: .... سحر سماواتی

Copyright © 2012 MOHAMMADALI TAHERI

printed by CreateSpace (an Amazon Company)

All rights reserved.

ISBN-10: 1469928949

ISBN-13: 978-1469928944

تقدیم به:

جناب استاد دکتر ابراهیم منصوری لاریجانی

و

سرکار خانم دکتر ویدا پیرزاده

و همه‌ی زنان و مردان آزاداندیشی که طی چند دهه‌ی گذشته،

حامی صدیق و وفادار اندیشه و تفکر نگاه کیفی به انسان بوده

و در همه‌ی عرصه‌ها مشوقی راستین برای اینجانب بوده‌اند.

با امید به حق

محمد علی طاهری

فهرست مطالب

پیش‌گفتار

انسان، موجودی نیست که در اسفل‌السافلین تنها و بی‌کس رها شده باشد. با توجه به این‌که نقشه‌ی خلقت بر اساس طرح و برنامه‌ی حساب شده‌ای آغاز شده و تصور کار بدون طرح و برنامه، عبث و بیهوده از سوی خداوند، محال است، لذا خلقت و حرکت انسان نیز به‌دنبال هدف و نقشه‌ی عظیمی آغاز شده است و مسیر خود را طی می‌کند و این حرکت، فقط لج و لجبازی بین خدا و شیطان نیست و هدف بزرگی را دنبال می‌کند که رسیدن انسان به کمال و تعالی است. برای تحقق این حرکت، تسهیلاتی از جانب خداوند برای انسان پیش‌بینی شده است که این تسهیلات در چارچوب **رحمت‌عام الهی،** قابل بحث و بررسی هستند.

بدون کمک گرفتن از رحمت‌عام خداوند، انسان نمی‌تواند در مسیر کمال خود، پا را از حدی فراتر بگذارد.

جایی نرسد کس به توانایی خویش   اِلاّ تو چراغ رحمتش داری پیش

«سعدی»

در این راه پر فراز و نشیب، لطف او همواره شامل حال انسان بوده و خواهد بود و

بدون این لطف و مرحمت، بسیار بعید است که انسان بتواند از این ورطه نجات پیدا کند.

دام سخت است، مگر یار شود لطف خدا

ورنه آدم نبرد صرفه ز شیطان رجیـــــم

«حافظ»

در این باره، حافظ به این نکته اشاره دارد که بدون لطف الهی نمی‌توان به حد اعلای کمال رسید.

ما بدان مقصد عالـــی نتوانیـــم رسید

هم مگر پیش نهد لطف شما گامی چند

«حافظ»

خداوند برای صعود انسان، ریسمان رحمت خود را آویخته است، تا چه کسی بر آن چنگ بیندازد و بخواهد خود را بالا بکشد و چه کسی طالب این لطف باشد!

لطف خداوند، حد و اندازه‌ای ندارد؛ ولی هر کسی به قدر ظرفیت خود، می‌تواند از این همه لطف بهره‌برداری کند.

شراب لطف خداوند را کرانی نیست
و گر کرانه می‌نماید قصور جام بــود

«مولوی»

انسان در مسیر خود پیوسته دو راه در پیش روی دارد: **«راه وحدت»** و **«راه کثرت»**.

در راه وحدت، وی به ادراکاتی مانند درک «تن واحد» بودن جهان هستی می‌رسد؛ جهانی که همه‌ی اجزای آن، تجلیات الهی محسوب می‌شود. در این حالت، انسان خود را با همه‌ی اجزای جهان هستی در ارتباط و یگانگی می‌بیند.

در راه کثرت، انسان‌ها از یکدیگر جدا می‌شوند؛ تا جایی که دنیای هر انسانی تنها محدود به خود او است و خارج از خود را به رسمیت نمی‌شناسد. به عبارت دیگر، در این راه، فرد

فقط به فکر خویشتن است و همه‌ی توجه او به حفظ منافع شخصی و زندگی مادی و زمینی معطوف می‌باشد. این روند، به درگیری با خود منجر می‌شود و تضادهای فردی را به اوج می‌رساند. در راه کثرت، هیچ دو انسانی نمی‌توانند یکدیگر را تحمل کنند.

بهره‌برداری از رحمت‌عام الهی، مستلزم انتخاب مسیر وحدت بوده و تسهیلات و کمک‌های لازم برای آن عده‌ای است که این مسیر را انتخاب کرده‌اند. کسانی که بخواهند در راه کثرت حرکت کنند و خود را مطرح نمایند، باید حل و فصل مشکلات خویش را خود به تنهایی به عهده بگیرند و انتظار هیچ کمک ماورایی نداشته و تنها متکی به دانش، عقل، توانایی و اراده‌ی خود باشند.

عرفان کیهانی (حلقه)، برخورداری از رحمت عام الهی و حرکت در مسیر وحدت است و یکی از شاخه‌های آن، فرادرمانی می‌باشد. این عرفان، بر پایه‌ی استفاده از حلقه‌هایی است که با جاری کردن رحمانیت (رحمت عام الهی)، تسهیلاتی را در اختیار ما قرار می‌دهد و تنها شرط تحقق آن، آمادگی برای ایجاد وحدت است؛ وحدت حداقل با یک نفر دیگر، تا پس از آن، عضو سوم که روح‌القدس (روح‌الامین) میباشد، حلقه را تکمیل کند و با تکمیل حلقه، عضو چهارم آن که خداوند است، به واسطه‌ی روح القدس، فیض خود را جاری نماید.

اَلَم‌تر اَنَّ اللهَ یَعْلَمُ ما فی السّموات و ما فی الارض ما یکونُ مِن نجوی ثلاثَةِ اِلاّ هُوَ رابعُهُم و لاخَمسَةٍ الا هُوَ سادسهم و لاأدنی مِنْ ذلکَ و لا اکثر اِلاّ هُوَ معُهم اَینَ ما کانُوا ثُمَ ینَبّئهُمْ بِما عَمِلوا یَوْمَ اِلقیامة اِنَّ اللهَ بِکُلِّ شیٍ علیم. (مجادله: آیه ۷)

«آیا ندیدی که خدا آن‌چه در آسمان‌ها و زمین است، می‌داند؟ هیچ رازی سه کس با هم نگویند، جز آن که او (خدا) چهارمین آن‌ها باشد و نه پنج کس جز آن که او ششم آن‌ها است و نه کم‌تر از آن و نه بیش‌تر، جز آن که هر کجا باشند، با آن‌هاست. پس روز قیامت همه را به نتیجه‌ی اعمالشان آگاه خواهد ساخت. همانا خدا به هرچیز داناست.»

فرد متصل‌کننده، می‌تواند دیگران را در روزی آسمانی خود شریک سازد و به این وسیله، در جهت وحدت حرکت کند و رسالت **موحد بودن** خود را به‌جا آورد.

کسانی که وحدت الهی را قبول دارند و در راه رسیدن به آن، انسان‌ها را دعوت به اتحاد و آشتی با خود و جهان هستی می‌کنند، **موحد** نامیده می‌شوند.

کتاب حاضر، بخش کوچکی از حرکت بزرگی است کـه در جهت **اعتلای عرفان ایران** صورت گرفته است تا پیام‌رسان این واقعیت باشد که ایران پایگاه توانمندی برای عرفان دنیا بوده و هست و هنوز هم می‌تواند با رمزگشایی و پرده‌برداری از آگاهی‌های نهفته که سرمایه‌های معنوی این مرز و بوم است، برای خود اعتباری جهانی کسب کند و در ضمن، به کسانی که به واسطه‌ی خلأ ناشی از این روشنگری‌ها، جذب عرفان‌ها و جریان‌های عرفان نمای سایر اقوام و ملل شده‌اند، این پیام را برساند:

سال‌ها دل طلبِ جام جم از ما می‌کرد

و آن‌چه خود داشت ز بیگانه تمنا می‌کرد

«حافظ»

بیایید بر سر سفره‌ی خود بنشینیم و از غذای معنوی‌ای که حاصل قرن‌ها زحمت عرفا و عاشقان راه حقیقت این مرز و بوم بوده است، تناول کنیم و ضمن این که آن را به جهانیان تعارف می‌کنیم، برای نسل جدید راه گشا باشیم و آن‌ها را از بی‌هویتی و خلأ فکری نجات دهیم.

با آرزوی بیداری و توفیق الهی

محمد علی طاهری

فصل اول

عرفان کیهانی (حلقه)

سلسله‌ی مـــوی دوســـت حلقـه‌ی دام بلاســـت

هر که در این حلقه نیست فارغ از این ماجراست

«سعدی»

عرفان کیهانی(حلقه)، نگرشی است عرفانی که با چارچوب توحیدی ادیان الهی و عرفان این مرز و بوم مطابقت دارد. اساس این عـرفان، بر اتـصال بـه حلقه‌هـای متعدد **«شبکه‌ی شعور کیهانی»** استوار است و تمام مسیر سیر و سلوک آن، از طریق اتصال به این حلقه‌ها صورت می‌گیرد. فیض الهی به صورت‌های مختلف در حلقه‌های گوناگون (حلقه‌های رحمت‌عام الهی) جاری است و می‌تواند مورد بهره‌برداری عملی قرار گیرد. چنین اتصالی، نمی‌تواند بر اساس تکنیک و فن و روش حاصل شود. بنابراین، در این عرفان، فن، روش، تکنیک و به طور کلی، توان‌های فردی، هیچ جایگاهی ندارد.

محورهای اصلی عرفان کیهانی(حلقه)، عبارت است از:

- آشنایی نظری و عملی با **رحمت عام الهی و حلقه‌های متعدد آن**

- اتصال به **شبکه‌ی مثبت** (شبکه‌ی‌شعور کیهانی) و اجــتناب از **شبکه‌ی منفی**

- **شاهدی** و نظاره‌گری **(تسلیم)**

- شناخت «مِن دُون الله» و اجتناب از شرک

- شناخت **«عرفان کمال و عرفان قدرت»**، حرکت به سمت عرفان‌کمال و اجتناب از عرفان قدرت

- شناخت **«دانش کمال»** به‌عنوان بخشی از داشته‌های انسان که قابل انتقال به زندگی بعدی است

- توجه کامل به **معرفت و کیفیت مراسم و مناسک** و اکتفا نکردن به تشریفات و ظاهر آن‌ها

- توجه به **اشتیاق**، که پول رایج دنیای کمال است (در این وادی، همانا مشتاق‌ترین‌ها، ثروتمندترین‌ها هستند و هر بهره‌ای، مزد اشتیاق است.)

- توجه کامل به **اختیار انسان** که عاملی تعیین‌کننده در کمال و کیفیت حرکت اوست

عرفان حلقه، مباحث عرفانی را مورد بررسی نظری و عملی قرار می‌دهد و از آن‌جا که انسان شمول است، تمام انسان‌ها صرف‌نظر از نژاد، ملیت، دین، مذهب و عقاید شخصی، می‌توانند جنبه‌ی نظری آن را بپذیرند و جنبه‌ی عملی آن را مورد تجربه و استفاده قرار دهند.

هدف از این شاخه‌ی عرفانی، کمک به انسان در راه رسیدن به کمال و تعالی است؛ حرکتی از کثرت به وحدت. در این راستا، تمام تلاش‌ها برای نزدیک شدن انسان‌ها به یکدیگر صورت می‌گیرد و از هر عاملی که باعث جدایی و ایجاد تفرقه بین آن‌ها می‌شود، اجتناب به عمل می‌آید.

۱) مبانی و مفاهیم اولیه

تعریف کلی عرفان:

«عرفان» عبارت است از قرار گرفتن بر پله‌ی عشق و رسیدن به اشراق، روشن‌بینی و درک معرفت هستی. به طور قطعی، چنین نتیجه‌ای از دنیای عقل و علم و دانش به دست نمی‌آید.

آن‌ها که به چشم عقل بینند بینند خیال غیر در خواب
عقل ارچه چراغ برفروزد هرگز نرسد به نور مهتاب

«شاه نعمت‌الله ولی»

به‌طور کلی و به‌اختصار، دنیای عرفان، دارای خصوصیات و تعاریف زیر است:

۱. نظر به این‌که دنیای عرفان، دنیای عشق است، پس فاقد هر گونه فن و روش و تکنیک، پند و نصیحت و استدلال، سعی و کوشش و ... بوده و دنیای بی‌ابزاری است؛ چه ابزارهای اصلی و چه ابزارهای واسطه‌ای.

۲. دنیای عرفان، دنیای ماورای تکلیف است[۱]؛ زیرا عشق، دنیای انجام وظیفه نیست و برای رفع مسئولیت نیز نمی‌تواند باشد؛ دنیای عاشق به دور از حساب و کتاب‌های عقلانی است.

فردا که به محشر اندر آید زن و مرد و ز بیم حساب روی‌ها گردد زرد
من حُسن تو را به کف نهم پیش روم گویم که حساب من از این باید کرد

«ابوسعید ابو الخیر»

۳. دنیای عرفان، ماورای مزد و پاداش است؛ زیرا عاشق، به طمع مزد و پاداش به عشق نرسیده است که بخواهد ادامه‌ی حرکت خود را با چنین انگیزه‌هایی دنبال کند. (طمع مزد و پاداش، بر پله‌ی عقل است؛ نه پله‌ی عشق.)

---

۱ . تکلیف، بر پله‌ی عقل است و کیفیت آن، بر پله‌ی عشق حاصل می‌شود و ارتقا می‌یابد.

جهانی کان جهان عاشقان است   جهانی ماورای نار و نور است

« عطار »

ما زدوست غیراز دوست، مقصدی نمی‌خواهیم

حور و جنت ای زاهد، بر تو باد ارزانی

«شیخ بهایی»

۴. دنیای عرفان، دنیای ترس و حزن نیست.

دنیای عرفان، دنیای عشق به خدا است و در دل عاشق او، ترس، نا امیدی، غم و غصه
و ... راهی ندارد.

«الا انّ اولیاءَ الله لا خوفٌ علیهم و لا هم یَحزنون»: آگاه باشید که دوستان خدا ترس ندارند
و غمگین نمی‌شوند. (یونس:۶۲)

۵. دنیای عرفان، دنیای غم و اندوه، یأس و نا امیدی، اضطراب و احساس تنهایی نیست
و به طور کلی، این جنود شیطان، به آن راه ندارند. تنها غمی که برای عارف وجود دارد، غم
جدایی از خدا و دور افتادن از اصل خویش است.

بشنو این نی چون حکایت می‌کند   وز جدایی‌ها شکایت می‌کند

«مولانا»

۶. عرفان، موجب ایجاد وحدت اجزا و ارتباط «جزء» و «کل» است؛ زیرا کل همیشه
چیزهایی دارد که جزء از آن بی‌خبر است و با رفتن به سوی کل، می‌توان آن پیام‌ها را دریافت
کرد. برای مثال: یک سلول، فاقد آمال و آرزو است؛ اما وجود انسان را که دارای اندیشه و
هدف است، وحدت صد تریلیون سلول (کل آنها) شکل می‌دهد؛ یعنی این کل، چیزی را
می‌داند که اجزا از آن بی‌خبرند. (کل، آمال و آرزو دارد و اهدافی را دنبال می‌کند؛ در حالی
که یک سلول، حتی معنی آرزو را هم نمی‌داند.)

۷. عرفان، هنر ضد ضربه شدن است.

عارف، در راه رسیدن به عشق خود، با هر تلنگر و ضربه‌ای دچار وقفه و سکون نمی‌شود. او در مسیر عشق، چیزهایی را یافته است که افراد معمولی، از آن بی‌بهره‌اند. او در این مسیر، توانسته است زورق وجودی خود را به یک کشتی اقیانوس‌پیما تبدیل کند تا در مقابل امواج سهمگین اقیانوس زندگی، به خوبی مقاومت کند. در حالی که زورق وجودی افراد معمولی، در مواجهه با اولین موج این اقیانوس، واژگون و تخته پاره‌های آن‌ها به اطراف پرتاب می‌شود.

۸. عرفان، درک کمال است.

دنیای عرفان مجموعه‌ی آگاهی‌هایی را فراهم می‌آورد که مفید و قابل انتقال به زندگی بعدی است.

۹. عرفان، حرکت از ظاهر به باطن است.

۱۰. از آن‌جا که عرفان، دنیای عشق است، پس در آن، انحصارطلبی جایی ندارد و دنیایی است که می‌تواند همه‌ی انسان‌ها را در خود جای دهد و همگی آن‌ها را مشمول عشق الهی بداند.

۱۱. با توجه به این‌که عشق در عمل نمایان است؛ نه حرف و نوشته و ...، پس عرفان، دنیای عمل است و باید ملموس باشد.

پله‌ی عقل و پله‌ی عشق:

انسان همواره دو پله در پیش رو دارد: پله‌ی عقل و پله‌ی عشق.

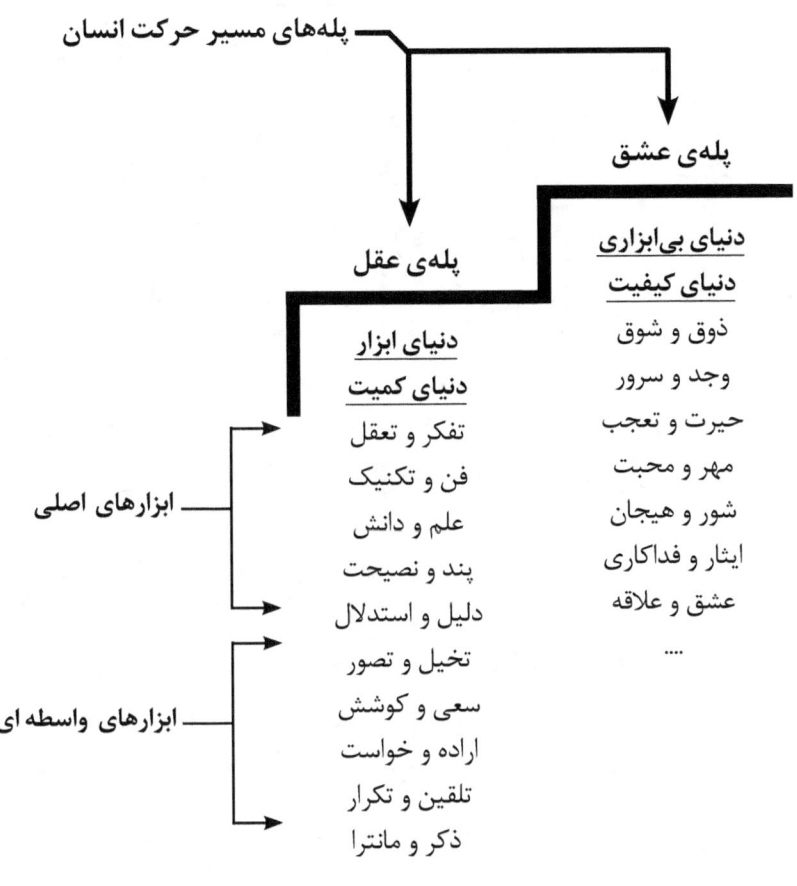

هر نوع رویارویی انسان با جهان هستی، بر یکی از این دو پله صورت می‌گیرد و آن‌چه که بر هر پله با آن رو به رو می‌شود، به طور مستقیم، مربوط به پله‌ی دیگر نیست و فقط نتایج حاصل از آن می‌تواند بر پله‌ی دیگر مورد بررسی قرار گیرد. برای مثال، نمی‌توان عاشقی را با پند و نصیحت و یا با استدلال و دلیل از عشقش منع کرد و یا او را قانع کرد که به عشقی تن در دهد. از این رو، بر پله‌ی عشق گفته می‌شود:

پـای استـدلالیـان، چـوبیـن بـود   پای چوبین، سخت بی‌تمکین بـود

«مولانا»

همچنین، نمی‌توانیم با فن و تکنیک، علم و دانش و یا تفکر و تعقل، در کسی ایجاد ذوق کنیم تا او برای ما شعری بسراید و شوری را به نمایش بگذارد. به عبارت دیگر، دنیای عشق، دنیای دل است و دنیای دل، پذیرای فن و تکنیک و ... نیست؛ راه مخصوص خود را دارد و پند و نصیحت نیز در آن کارایی ندارد.

من از کجا پند از کجا باده بگردان ساقیا   آن جام جان‌افزای را بر ریز بر جان ساقیا

«مولانا»

تبعات دنیای عشق، از طریق کتاب و نوشته قابل انتقال و فهمیدن نیست.

بشوی اوراق، اگر هم درس مایی   که درس عشق، در دفتر نباشد

«حافظ»

ابزار دیگر پله‌ی عقل نیز در تجربه‌ی پله‌ی عشق کاربردی ندارد:

طاعت ز سر جهل، به جز وسوسه نیست

احکام وصول و ذوق، در مدرسه نیسـت

عارف نشوی، به منطق و هنـدسه تـو

برهان و دلیل عشق، در هندسه نیست

«شاه نعمت الله ولی»

و

آن نقطه‌ی خاموشی، در حرف نمی‌گنجد

بر طاق فراموشی، بگـذار کتـاب اول

«صائب تبریزی»

با سعی، کوشش، تقلا و اراده نیز نمی‌توان به دنیای عشق دسترسی پیدا کرد؛ برای مثال، کسی نمی‌تواند بگوید که تلاش خواهد کرد تا چند ساعت دیگر عاشق شود و یا به حقیقت جهان هستی پی ببرد.

به سعی خود نتوان برد پی به گوهر مقصود
خیـال باشد کـایـن کـار، بـی‌حواله بر آید

«حافظ»

همچنین، کسی نمی‌تواند به زور، شعر نغزی بسراید یا به هیجان بیاید و یا به خود فشار بیاورد که به حیرت و تعجب بیافتد. تبعات دنیای عشق باید به صورت خود جوش ایجاد شود. اگر از روی پله‌ی عقل به عاشق نگاه کنیم، عاشق، دیوانه محسوب می‌شود؛ زیرا تبعات عشق، با عقل قابل توجیه نیستند.

عشق را در پیچش خود یار نیست　　محرمش در ده یکی دیار نیست
نیست از عاشـق کسی دیـوانه تر　　عقل از سودای او کور است و کر

«مولانا»

از این رو، عارف خود اعتراف می‌کند که دیوانه است و دیوانگی او، دیوانگی در دیوانگی است؛ زیرا به خوبی می‌داند که عاقلان به او چگونه نگاه می‌کنند. بنابراین، قبل از این‌که آن‌ها به او دیوانه لقب دهند، خود، اعتراف به دیوانگی می‌کند.

ما جُنُون واحدٌ لی فی الشُّجُون　　بل جُنونٌ فی جُنونٍ فی جُنُون[۲]

«مولانا»

در اکثر مواقع، تبعات عشق با مخالفت عقل مواجه می‌شود. برای مثال، اگر کسی، دیگری را به خود ترجیح دهد و ایثار و فداکاری کند، این عمل توجیه عاقلانه‌ای ندارد و عقل، آن را

۲. در ریشه‌ی من فقط یک دیوانگی نیست؛ بلکه دیوانگی در دیوانگی در دیوانگی است.

رد می‌کند. پس گفته می‌شود:

عقـل راه نــاامیـدی، کـی رود؟	عشق باشد، کان طرف با سر دود
لاابـالی عـشـق بـاشـد، نی خرد	عقل آن جوید کز آن سـودی برد

«مولانا»

عقل، پیوسته با انجام کارهایی که منافع ملموس و مادی نداشته باشد، مخالفت می‌کند و هر کجا که انسان بخواهد کار دل را دنبال کند، مخالفت سرسختانه نشان می‌دهد. برای نمونه، وقتی که شخص بخواهد تجربه‌ای ماورایی و غیر متعارف داشته باشد، عقل به شدت واکنش نشان می‌دهد و به کلی، وجود چنین امکانی را منکر می‌شود.

بر پله‌ی عقل، دو دسته ابزار وجود دارد. یک دسته از این ابزارها، اصلی و دسته‌ی دیگر، واسطه‌ای است. ابزارهای اصلی (مانند علم و دانش، فن و تکنیک و ...) ابزارهایی هستند که به طور مستقیم مورد استفاده قرار می‌گیرند و ابزارهای واسطه‌ای (مانند سعی و کوشش، اراده، تخیل و تصور و تجسم و ...) هر چند قابل عرضه، اندازه‌گیری و آزمایش نیستند؛ اما در خدمت ابزارهای عقلانی اصلی می‌باشند.

بر خلاف دنیای عقل، دنیای عشق قابل تشریح و توضیح نبوده و تجربه‌ی آن، با کلام قابل انتقال نیست.

گرچه تفسیر زبان، روشن گر است	لیک عشق بی‌زبان روشن‌تر است

«مولانا»

و

در حریم عشق، نتـوان زد دم از گفـت و شنید
زان که آن‌جا جمله اعضا، چشم باید بود و گوش

«حافظ»

عرصه‌ای که در آن، کیفیت وجودی جهان هستی و انسان بررسی می‌شود، دنیای عرفان، دنیای عشق و دنیای دل است که می‌توان آن را دنیای بی‌ابزاری نیز نامید.

همه‌ی عرفا از عاقل‌ترین و عالم‌ترین افراد زمان خود بوده‌اند؛ اما سروده‌های آن‌ها پُر از شکوه و شکایت از «عقل» است. به همین دلیل، این سؤال مطرح می‌شود که چرا عرفا همواره از عقل نالیده‌اند؟

عرفا به دو دلیل از عقل نالیده‌اند:

۱. جُزء نگری عقل

داستان شناسایی فیل در تاریکی و اختلاف مردم در معرفی شکل و چگونگی آن (در مثنوی معنوی مولانا)، اشاره به عقل جزئی است. در آنجا مردم بی‌خرد، حس را عامل معرفت و شناخت می‌دانستند و در اثر این اشتباه، دچار اختلاف شدید شدند. آن عقلی که مورد نکوهش عرفا است، به همین نسبت، شناخت جزئی دارد و عقل جزئی نامیده می‌شود. مولانا در این باره چنین سروده است:

عقل جزوی، عقل استخراج نیست   **جز پذیرای فن و محتاج نیست**

حافظ نیز می‌گوید:

در کارخانه‌ای که ره عقل و فضل نیست

فهـــم ضعیـف رای فـضولـی چرا کند

یا در جای دیگری می‌سراید:

ایـن خـرد خـام بـه میخانه بر   **تا می‌لعل آوردش خون به جوش**

۲. واقع نگری عقل

سخت‌ترین مرحله برای عارف، مرحله‌ای است که می‌خواهد از پله‌ی عقل، به پله‌ی عشق گام بگذارد. عقل در برابر این حرکت، مقاومت می‌کند و ضمن انکار چنین پله‌ای، به طور

کلی، او را از این کار برحذر می‌دارد.

عقل گوید، شش جهت حد است و بیرون راه نیست

عشـق گـویـد، راه هسـت و رفتـه‌ام من بارها

عقـــــل بـازاری بـدیـد و تـاجـری آغـاز کـرد

عشـق دیـده زان سـوی بـازار عقل، بازارهـا

عقل گویـد پـا منـه، کاندر فنا جز خار نیست

عشق گوید عقل را، کاندر تو است آن خـارها

«مولانا»

در نتیجه، عقل که بدون وجود آن، عشقی نیز نمی‌تواند وجود داشته باشد، در جایی
برای عارف، دست و پا گیر می‌شود و برای او، بین عقل و عشق، تضاد عمیقی به وجود می‌آید
که در نهایت، باعث طغیان عارف علیه عقل می‌شود و او را مجبور می‌سازد تا به عقل نهیب
زند و بخواهد در این تجربه، از شّرش خلاص شود:

گرفتم گوش عقل و گفتم ای عـقل   برون رو، کز تو وارستـم من امـروز

بشوی ای عقل، دست خویش از من   که با مجنون، بپیوستم مـن امـروز

«مولانا»

عارف به خوبی فهمیده است در زمان‌هایی که می‌خواهد بر پله‌ی عشق گام بگذارد، باید
امکانات پله‌ی عقل را رها کند:

زیـن خـرد، جاهل همی باید شدن   دسـت در دیـوانگی، بـایـد زدن

...   ...

آزمـودم، عقـل دورانـدیـش را   بعد از این، دیوانه سازم خویش را

«مولانا»

عرفان نظری و عملی

عرفان به دو بخش نظری و عملی قابل تقسیم است:

– **بخش نظری**، بر پله‌ی عقل مورد بحث و بررسی قرار می‌گیرد.

– **بخش عملی** بر پله‌ی عشق، تجربه می‌شود. در این بخش نمی‌توان از هیچ‌گونه ابزاری استفاده کرد. (به طور قطعی، عرفان عملی بر پله‌ی عشق تحقق می‌یابد. از این رو، عرفان عملی، دنیای بی‌ابزاری بوده و با تکنیک، فن و دانش و ... قابل حصول نیست.)

به‌دلیل این‌که دریافت‌های عرفانی، محتاج بحث و بررسی، توضیح و روشن‌گری است، عرفان نظری ارائه می‌شود. عرفان نظری، واژگان، تعاریف و اطلاعات عرفانی را معرفی می کند و توضیح می‌دهد که عرفان عملی، انسان را به چه هدفی خواهد رساند. از این رو، در این بخش از عرفان لازم است از توضیحات، استدلال، منطق و ... استفاده شود که همه‌ی این ابزارها، متعلق به دنیای عقل است. بنابراین، عرفان نظری، روی پله‌ی عقل قرار دارد و متعلق به دنیای ابزار است.

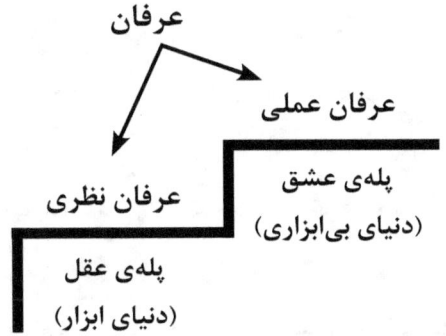

همان‌گونه که گفته شد، پله‌ی عقل، دنیای ابزار، فن و روش و تکنیک، پند و نصیحت، دلیل و برهان و استدلال، سعی و کوشش و تلاش، ... و به طور کلی، حیطه‌ای است که به اصطلاح، آن را «**دنیای‌ابزار**» می‌نامیم و پله‌ی عشق، دنیای وجد و ذوق و شوق، حیرت و

تعجب، جذبه و از خود بی‌خود شدن، ایثار و محبت و ... است و آن را در اصطلاح، **«دنیای بی‌ابزاری»** نام‌گذاری می‌کنیم. حرف، قصه، کتاب و ... در این وادی جایگاهی ندارد. پله‌ی عقل، پایه‌ی فهم پله‌ی عشق است و تمام ادراکات انسان، از طریق آن انجام می‌شود و از آن‌جا که تمام نتیجه گیری‌ها بر پله‌ی عقل صورت می‌گیرد، بنابراین، عاقل، عاشق می‌شود و عاشق، عاقل. عشق، پل بین عقل جزء و عقل کل است. به‌عبارت دیگر، بدون ایستادن بر پل «عشق»، با عقل جزء نمی‌توان به عقل کل دست یافت.

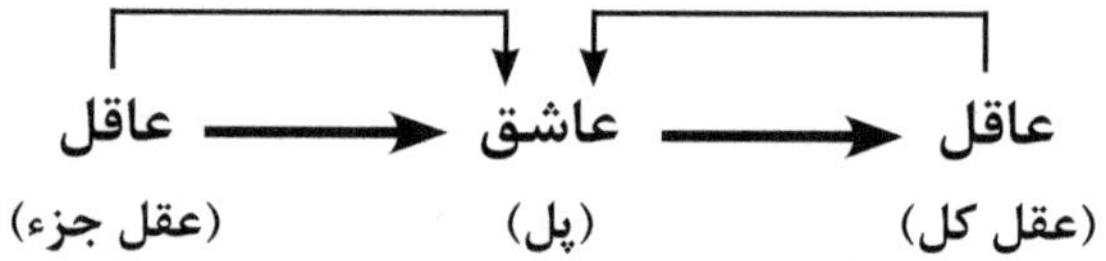

ارتباط با خدا و اتصال به شبکه ی شعور کیهانی:

الف) قانون ارتباط انسان با خدا

اصل: درخواست از خداوند، باید به طور مستقیم از خود او باشد.

- **«ایاک نستعین»**: فقط از تو کمک می‌جوییم (فاتحه: ۵)

- **«قُل انَّما اَنا بَشرٌ مثلکم یُوحی اِلَیّ انَّما اِلهکم اِله واحد فاستقیموا اِلیه و استغفروهُ و ویل للمشرکین»**: بگو من بشری هستم مثل شما که به من وحی می‌شود خدای شما خدایی است یگانه. پس مستقیم به سوی او بروید و از او استغفار بطلبید و وای بر مشرکین(کسانی که «فاستقیموا الیه» را نقض می‌کنند). (فصلت: ۶)

اما درخواست انسان از طریق هوشمندی الهی (شبکه‌ی شعور کیهانی) پاسخ داده خواهد شد:

- **«و ما کان لِبَشرٍ اَن یکلِّمَهُ اللهُ اِلا وَحیاً اَو مِن ورآیء حِجابٍ أو یرسِلَ رَسُولاً فَیوحی بِاِذنِه**

مایشاء»: و هیچ بشری را نرسد که خدا با او سخن بگوید؛ جز به وحی مستقیم یا از پشت مانعی یا رسولی بفرستد که به اجازه‌ی او آن‌چه را بخواهد وحی کند ... (شوری:۵۱)

هیچ انسانی از این قاعده مستثنا نیست. بنابراین، به هر کس نام انسان اطلاق شود، باید مطابق نمودار زیر در جایگاه خود قرار بگیرد. همچنین، اگر نام انسان از روی کسی برداشته شود، دیگر کمال او از صورت انسانی خارج می‌شود و در چارچوب کمال و تعالی که در مورد انسان‌ها صدق می‌کند، قابل بحث و بررسی نخواهد بود. در غیر این صورت، آیات شریفه‌ی فوق و عدالت الهی نقض می‌گردد.

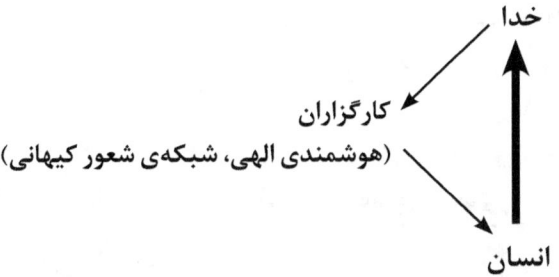

عامل تعیین کننده، در مسائل آسمانی (معنوی)، تسلیم و در مسائل زمینی (دنیوی)، تلاش است. مسائل زمینی، خود تابع جبر و اختیار می‌باشند. به طور کلی، جبر عاملی است که جهان دو قطبی را غیر قابل محاسبه کرده و به فلسفه‌ی حرکت انسان معنا داده است. در غیر این صورت، همه‌ی اتفاقات، قابل محاسبه و پیش‌بینی می‌شد و دیگر نیازی به تصمیم‌گیری و اختیار انسان نبود. بنابراین، بدون جبر الهی، حرکت انسان، معنی نداشت و فلسفه‌ی خلقت او، پوچ و بیهوده می‌شد.

ب) اتصال به شبکه‌ی شعور کیهانی

منظور از اتصال در عرفان کیهانی (حلقه)، برقراری نوعی ارتباط است که از چگونگی آن نمی‌توان هیچ تعریف دقیقی ارائه داد؛ زیرا در دنیای بی‌ابزاری انجام می‌گیرد و ما فقط

می‌توانیم آثار و نتایج آن را مورد بررسی قرار دهیم؛ نه خود اتصال را.

برقراری اتصال

اصل: جهت بهره‌برداری از بخش عملی عرفان کیهانی (حلقه)، نیاز به اتصال به حلقه‌های متعدد شبکه‌ی شعور کیهانی است.

این اتصالات، اصل جدایی ناپذیر این شاخه‌ی عرفانی است. جهت تحقق بخشیدن به هر بخش عملی عرفان کیهانی (حلقه)، نیاز به «حلقه»ی مشخص و «حفاظ»های خاص آن حلقه است. اتصال که به دو دسته‌ی کاربران و مربیان ارائه می‌شود، پس از مکتوب کردن سوگندنامه‌های اخلاقی مربوطه، به آنان تفویض می‌گردد.

اصل: دو نوع کلی اتصال به شبکه‌ی شعور کیهانی وجود دارد:

الف: راه فردی[۳]

راه فردی راهی است که در آن، شخص به واسطه‌ی اشتیاق بیش از حد خود و بدون کمک معلم و راهنما، به شبکه‌ی شعور کیهانی اتصال می‌یابد. برای برقراری این اتصال، اشتیاق زاید الوصفی نیاز است. (شکل ۱– الف)

ب: راه جمعی[۴]

راه جمعی، راهی است که در آن، فرد با کمک یک شخص متصل‌کننده، در حلقه‌ی وحدت قرار می‌گیرد. این حلقه، مطابق شکل ۱ (ب)، سه عضو دارد: شعور کیهانی، فرد متصل‌کننده و فرد متصل‌شونده. با تشکیل حلقه، «فیض الهی» در آن جریان می‌یابد و انجام کارهای مورد نظر، از طریق حلقه‌های مختلف (که این عرفان متکی به آن‌ها است) تحقق می‌پذیرد. برای تحقق حلقه‌ها، وجود سه عضو ذکر شده، کافی است. در این صورت، عضو چهارم (که لطف و فیض را در حلقه جاری می‌کند)، «الله» خواهد بود.

۳. «اُدعُونی استجب لکم» (غافر: ۶۰)

۴. «و اعتَصموا بحَبل الله جمیعاً و لا تَفرّقوا» (آل‌عمران: ۱۰۳)

مبنای عرفان حلقه، راه جمعی و ایجاد حلقه‌ی وحدت است. تشکیل این حلقه، مطابق

شکل ۱ (ب) است:

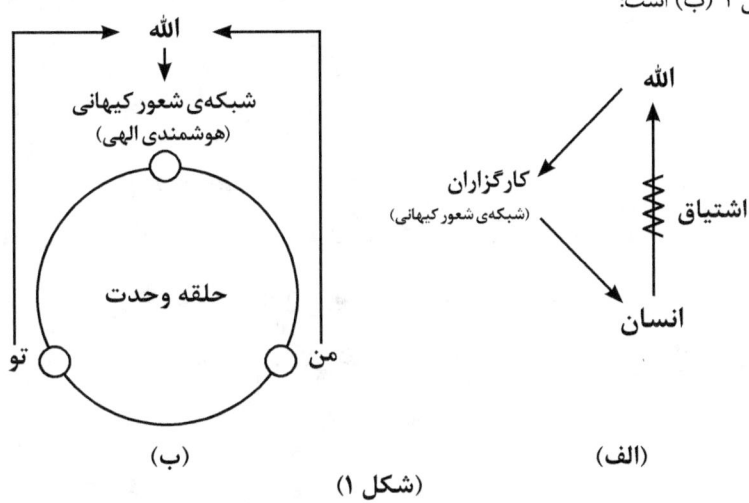

(ب)   (شکل ۱)   (الف)

در دنیای عرفان، با تعابیر مختلفی، به کرّات از حلقه یاد شده است که بر اساس توصیف‌ها

به نظر می‌رسد منظور، همان حلقه‌ی وحدت است؛ برای مثال، سعدی می‌گوید:

سلسله‌ی موی دوسـت، حلقـه‌ی دام بـلاست

هر که در این حلقه نیست، فارغ از این ماجراست

او ضمن بیان وجود این حلقه، اشاره دارد کسی که در این حلقه نباشد، از بهره‌مندی

فیض جاری در آن، محروم می‌ماند. همچنین، او به روشنی به این نکته اشاره می‌کند که تا

فرد در وحدت با شخص دیگری قرار نگیرد، چیزی را به او نشان نمی‌دهند.

هر که مجمـوع نبـاشـد، بـه تماشا نرود

یار با یار سفـر کـرده، بـه تنـها نـرود

«سعدی»

و حافظ به این نکته اشاره دارد که هر کسی با خداوند کاری داشته باشد، هرگز پای از

این دایره (حلقه‌ی اتصال)، بیرون نخواهد گذاشت.

هر کـه را بـا سـر سبزت، سر سودا باشد　　پای از این دایـره بیـرون ننهـد، تا باشد

و نیز برخورداری از فیض الهی (به واسطه‌ی اتصال) را به نوشیدن می از جام ساقی تشبیه کرده است و آن را باعث افزایش کرامت و رسیدن به کمال می‌داند.

بیا ساقی آن می که حـال آورد　　کرامـت فـزایـد، کـمـال آورد
به من ده که بس بیدل افتاده‌ام　　وزین هر دو بی‌حـاصل افتاده‌ام

و شاعری دیگر می‌افزاید:

بیا ساقی آن‌جـام صـافی صفت　　که بر دل گشـایـد در معـرفت
بـده تـا صـفـا در درون آردم　　دمـی از کـدورت، بـرون آردم

به‌دنبال قرار گرفتن در حلقه‌ی وحدت و برقرار شدن اتصال، فیض رحمت خداوند جاری می‌شود. عرفا این اتصال را به نوشیدن می تشبیه کرده‌اند؛ می از خُم معرفت او که ضمن سرخوشی روحانی، علم و آگاهی، معرفت و عشق را بر جان انسان می‌ریزد و این خداوند است که به زبان عارف، «**ساقی**» نامیده می‌شود.

ساقیـا بده جامی، زان شراب روحانی　　تا دمی بیاسایم، زین حجاب جسمانی

«شیخ بهایی»

جناب مولانا در رابطه با این اتصال و نوشیدن از خُم وحدت الهی و مقایسه‌ی آن با خُم باده‌ی زمینی، چنین می‌سراید:

ای ساقی جان پر کن، آن ساغر پیشیـن را
آن راهزن دل را، آن راهـبـر دیـن را
زان مـی که ز دل خیـزد، با روح درآمیـزد
مخمور کند جوشش، هر چشم خدا بیـن را

آن بـاده‌ی انـگـوری مـر امّـت عـیـسـی را

و ایـن بـاده‌ی منصوری مـر امّت یاسیـن را

خُم‌هاست از آن باده، خُم‌هاست از این باده

تا نشکنی آن خُم را، هرگز نچشی ایـن را

آن باده به جز یک دَم، دل را نکنـد بی‌غـم

هرگز نَکشـد غم را، هرگز نَکنـد کیـن را

یک قطره از این سـاغر، کار تو کند چون زر

جانم بـه فـدا بـادا، این ساغـر زریـن را

و در خاتمه:

آه که سبوی تن من خـالی است

می چه می‌ای، در کف آن ساقی است

پس تو بیا ساقی جـان، می بریز

می بـه سبوی دل و جانـم بریـز

می ز خُـمِ معـرفت و فـهـم خـود

از خـرَد و وحـدت و آن عشـق خـود

«طاهری»

فیض حلقه‌ی وحدت، از برکت نزدیکی و وحدت حداقل دو نفر ایجاد می‌شود و هر کجا حداقل دو نفر در حلقه جمع باشند، عضو سوم، روح‌القدس و عضو چهارم آن خداوند است.

تنها شرط حضور در حلقه‌ی وحدت، «شاهد» بودن است. شاهد کسی است که نظاره‌گر و تماشاچی باشد و در حین نظاره، هیچ گونه قضاوتی نداشته و هرگونه اتفاقی را در حلقه

مشاهده کرده، زیر نظر داشته باشد و در حین مشاهده، از تعبیر و تفسیر اجتناب کند. (تعبیر و تفسیر پس از مشاهده مجاز است.)

هیچ‌کس، حق معرفی این اتصال با نام دیگری غیر از شبکه‌ی شعور کیهانی و یا شعور الهی را ندارد. زیرا این کار، فریب دیگران محسوب می‌گردد و باعث سوق آن‌ها به سمت غیر از خدا و انحرافشان خواهد شد (اصل اجتناب **من دون الله**) و همچنین، هر روشی که فرد اتخاذ کند تا بدان وسیله، خود را مطرح نماید و یا منجر به **«منیّت»** و ادعای رجحان و برتری نسبت به دیگران شود، از انحرافات بارز است (**اصل اجتناب از اَنَا خِیرٌ مِنهُ**).

ج) شاهد بودن

تنها شرط برخورداری از حلقه‌ی وحدت (اتصال جمعی)، شاهد بودن است.

شاهد کسی است که:

- تماشاچی باشد؛

- در نظاره، چیز دیگری (مانند تخیل، تصور، تفسیر و ...) را که باعث خروج او از حالت نظاره می‌شود، وارد نکند؛

- بتواند واقعیت و حقیقت را ببیند؛

- بی‌طرف باشد و پیش‌داوری نکند؛

- در زمان حال، حضور داشته باشد؛

- شرطی نشده باشد؛

- از مواد توهم‌زا استفاده نکرده باشد؛

- تسلیم باشد (در مدت زمان برقراری حلقه، از انجام هر کاری صرف‌نظر کند).

نیست کس را از توکل خوبتر   چیست از تسلیم خود محبوبتر

«مولوی»

د) انواع افراد (در رابطه با تجربه‌های عرفانی)

افراد، با مسائلی که در گذشته تجربه نکرده‌اند و درباره‌ی آن آگاهی واطلاعاتی ندارند، به دو صورت کلی برخورد می‌کنند، یا به‌عبارتی دیگر، افراد را می‌توان به دو دسته‌ی کلی تقسیم کرد: ۱- افراد بدون پیش‌داوری ۲- افراد با پیش‌داوری

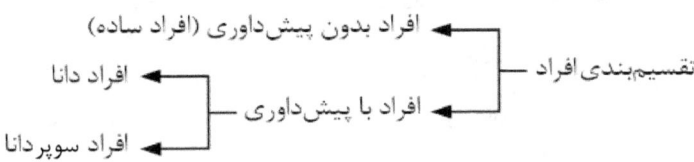

افراد بدون پیش‌داوری (افراد ساده)

تقسیم‌بندی افراد

افراد دانا
افراد با پیش‌داوری
افراد سوپردانا

افراد بدون پیش‌داوری: این افراد، نسبت به آن‌چه نمی‌دانند، پیش‌داوری و قضاوت نمی‌کنند و اظهار نظر، قضاوت و داوری آن‌ها مشروط به انجام آزمایش، تحقیق و بررسی‌های متعدد است و وقتی از چیزی آگاهی ندارند و آن را قبلا تجربه نکرده‌اند، بی‌اطلاعی و بی‌تجربگی خود را با شجاعت اخلاقی و صراحت اعلام می‌کنند. این گروه، برای اظهار نظر درباره‌ی آنچه از آن اطلاعی ندارند، ابتدا آن را می‌آزمایند و سپس، نظر خود را اعلام می‌کنند. این عده، افراد محققی هستند که به بیان دیگر، می‌توان آن‌ها را «ساده» نامید.

در زبان فارسی، مفهوم انسان ساده، به مفاهیمی مانند ساده‌اندیش، ساده‌لوح و از این دست، نزدیک است و بیشتر مردم، برداشت خوبی از آن ندارند؛ اما در این جا منظور از ساده، همان معنایی است که عیسی مسیح(ع) در انجیل مراد کرده و فرموده است که «تا مثل کودکان ساده نشوید، ملکوت خدا را نخواهید دید».

افراد ساده در استفاده از رحمانیت الهی، موفق‌تر از دیگران هستند.

افراد با پیش‌داوری: افرادی هستند که به محض برخورد با هر موضوع جدیدی، بدون داشتن اطلاعات و معلومات کافی، بی‌درنگ اظهار نظر و به راحتی، قضاوت و داوری می‌کنند.

این دسته به دو گروه تقسیم می‌شود:

– افراد دانا: این عده نسبت به تمام وقایع، پیش‌داوری و درباره‌ی همه چیز اظهار نظر می‌کنند؛ اما این آمادگی را دارند که در پایان، دست از پیش‌داوری بردارند؛ موضوع را بیازمایند و آن را مورد تجزیه و تحلیل بی‌طرفانه و محققانه قرار دهند و صدور حکم نهایی را به بعد از تحقیق، موکول کنند.

– افراد سوپردانا: افرادی هستند که تصور می‌کنند تمام علوم عالم هستی را می‌دانند و چیزی در پهنه‌ی گیتی نیست که از حیطه‌ی علم و دانش آن‌ها خارج باشد. آن‌ها همه چیز را با بایگانی اطلاعات، تجربه‌ها و دانسته‌های خود می‌سنجند؛ اگر با آن مطابقت کامل داشته باشد، آن‌گاه درست است و اگر بر آن منطبق نباشد، وجود آن محال است. در حالی که در پهنه‌ی هستی، حقایق زیادی هست که اگر تمام دانش انسان‌های طول تاریخ را روی هم بگذاریم، حتی قادر به حدس زدن آن نیستند و آن قدر اطلاعات وجود دارد که در تصور انسان نمی‌گنجد.

این عده در همه‌ی عرصه‌ها، در برابر پدیده‌های جدید و با هر فکر نو و تازه‌ای به شدت مخالفت و مانع‌تراشی می‌کنند؛ در حالی که متفکر واقعی به خوبی می‌داند که هر چه بیشتر بداند، سؤالاتش بیشتر و ناآگاهی او، آشکارتر می‌شود.

به قول شاعر:

تــا بدانجــا رسیــد دانــش مـن   کـه بـدانـم همی کـه نادانـم

«کیکاووس بن قابوس»

و :

دل گرچه در این بادیه بسیار شتافت

یک موی ندانست، ولی موی شکافــت

گرچه ز دلم هزار خورشید بتافت

آخر به کمال ذره‌ای راه نیافت

«ابن سینا»

در دنیای عرفان، با نام‌های مختلفی از این عده یاد شده است و پیشنهاد می‌شود که از اتلاف وقت با آن‌ها اجتناب شود. حافظ در این مورد چنین گفته است:

با مدعی نگویید اسرار عشق و مستی　　تا بی‌خبر بمیرد، از درد خود پرستی

و:

به مستوران مگو، اسرار هستی　　حدیث جان مگو، با نقش دیوار

و جناب مولانا این دسته را در ماجرای فرار عیسی مسیح(ع) در دفتر سوم مثنوی، احمق خطاب کرده و در قسمتی از آن سروده است:

کان فسون و اسم اعظم را که من

بر کر و بر کور خواندم شد حسن

بر که سنگین بخواندم، شد شکاف

خرقه را بدرید بر خود، تا به ناف

بر تن مرده بخواندم، گشت حی

بر سر لاشی بخواندم، گشت شی

خواندم آنرا بر دل احمق به وُد

صد هزاران بار و درمانی نشد

و در خاتمه می‌گوید:

ز احمقان بگریز، چون عیسی گریخت　　صحبت احمق، بسی خون‌ها که ریخت

وی در جایی دیگر می‌فرماید:

حیف است که پیش کر زنی تنبوری   یا یوسفی هم خانه کنــی بــا کــوری

رحمت عام الهی

خداوند توجه ویژه‌ای به انسان مبذول داشته و نسبت به او، با رحمت تمام (عشق) برخورد کرده است.

عشق، یکسان ناز درویش و توانگر می‌کشد

این ترازو، سنگ و گوهر را برابر می‌کشد

«صائب تبریزی»

رحمت عام، شامل تمام انسان‌ها می‌شود؛ اما انسان در این مورد، حق انتخاب دارد و می‌تواند از آن استفاده کند و یا اجتناب نماید و برای برخوردار شدن از آن، هیچ اجباری ندارد؛ زیرا رحمت عام الهی، سفره‌ای است که هر روز گسترده است؛ تا چه کسی به سوی آن دست برد و لقمه‌ای را بردارد.

هرسحرگه کیمیای سرخ رویی می‌زند   آفتـــاب رحمـــت عـــام تـــو بـــر دیـــوارها

«صائب تبریزی»

به‌طور کلی، تمام انسان‌ها صرف‌نظر از نژاد، ملیـــت، جنسیـــت، ســـن و سال، سواد و معلومات، استعداد و لیاقت‌های فردی، دین و مذهب، گناهکاری و بی‌گناهی، پاکی و ناپاکی و ... می‌توانند از رحمت عام الهی برخوردار شوند.

بیا که دوش به مستی سروش عالم غیب   نوید داد که عام است فیض رحمت او

«حافظ»

به همین دلیل، درعرفان‌حلقه، عوامل‌انسانی و هیچ یک از خصوصیات شخصی، شرایط جغرافیایی و اقلیمی، امکانات و توان‌های فردی و ... نقشی در ایجاد اتصال و دریافت‌های

ماورایی ندارند. یعنی؛ موارد زیر هیچ گونه تأثیری در استفاده از هوشمندی الهی و دریافت آگاهی‌های آن ندارد:

- جنسیت، سن، ملیت، استعداد، سواد، معلومات، تفکرات، اعتقادات، تجارب عرفانی و ...
- ریاضت، ورزش، نوع تغذیه و ...
- سعی، کوشش، تلاش، اراده، تقلا و ...
- تخیل و تصور و تجسم، ذکر و مانترا، نماد و سمبل، تلقین و تکرار، تمرکز و ...
- نوع تیپ ساختاری فرد مانند تیپ دموی، صفراوی، سوداوی، بلغمی و یا تیپ‌های کافا، واتا، و پیتا و ...

فیض و رحمت الهی، در انحصار هیچ گروه خاصی نیست. افراد و گروه‌ها فقط می‌توانند معرف باشند تا اشخاصی که خود را از پرتو این نور نجات بخش، محروم کرده‌اند، در معرض آن قرار بگیرند. به‌عبارت دیگر، تنها می‌توانند نحوه‌ی در معرض قرار گرفتن را به آن‌ها انتقال دهند و از آن‌چه که روزی آسمانی دارند، مانند روزی زمینی خود، به دیگران انفاق کنند (**إِنَّمَا الْمُؤْمِنُونَ الَّذِینَ ... مِما رَزَقناهُم ینفِقوُن**[۵])؛ یعنی بر اساس اتصال خود، برای آن‌ها نیز ایجاد اتصال کنند. در این مورد، همه‌ی ادیان و مذاهب، اتفاق نظر دارند و همه‌ی پیام‌ها و نویدهای الهی، با رحمانیت شروع می‌شود و خاتمه می‌یابد و از هر دری که وارد شویم، با رحمانیت او رو به رو هستیم.

اگر از زاویه‌ی دیگری به رحمانیت عام الهی نگاه کنیم، به این نکته بر می‌خوریم که انسان ممکن است خطاب به خداوند بگوید:

من بنده‌ی عاصی‌ام، رضای تو کجاست — تاریک دلم، نور و صفای تو کجاست

ما را تو بهشت، اَر به طاعت بخشی — این بیع بود، لطف و عطای تو کجاست

«ابوسعید ابوالخیر»

---

۵. انفال: ۲-۳.

اما خداوند، پاسخ انسان را از قبل آماده کرده و تدارک هدیه‌ای جدا از مزد و پاداش اعمال، برای او در نظر گرفته است تا نشان‌دهنده‌ی لطف و عطای او باشد و به این طریق، هیچ جای کمبودی برای انسان باقی نگذاشته است.

لطف الهـــی، بکنــد کــار خویــش   مژده‌ی رحمت، برساند سروش

«حافظ»

و بدین‌گونه، هر انسانی که بخواهد، می‌تواند خود را در زیر چتر رحمانیت پروردگار قرار دهد و از آن بهره‌مند شود. این بارانی است که بر سر همه می‌بارد و خورشیدی است که بر همه می‌تابد و نمی‌پرسد که چه کسی نور مرا دریافت می‌کند؛ آیا گناهکار است و یا بی‌گناه؟ آگاه است و یا نا آگاه؟ پاک است و یا ناپاک؟ و ... . برای خداوند، همه‌ی انسان‌ها از آن جهت که محتاج رحمانیت اویند، در یک سطح می‌باشند.

اما اگر انسان از این بارش شکوفا نمی‌شود، به این علت است که یا خود را در معرض این پرتو محبت‌آمیز قرار نداده است و یا درحال غفلت به سر می‌برد.

پرتو خورشیـــد عشـــق بر همه اُفتد، ولیک

سنگ به یک نوع نیست، تا همه گوهر شود

«سعدی»

رحمانیت الهی، راهگشای مؤثری برای هدایت گمراهان است؛ زیرا وسیله‌ی ارزشمندی برای آشنایی و اثبات وجود صاحب آن، یعنی خداوند است و فرد هوشمند، با برخورد به نشانه‌های آن، در حقیقت، به نشانه‌های «هدایت» برخورد می‌کند. به همین دلیل، برای مثال، عیسی‌مسیح[ع] گمراهان بدنام را در اولویت برخورداری از آن قرار می‌داد و اطراف او باج گیرها، بدکاره‌ها و بدنام‌ها، اجتماع کرده و راه هدایت را یافته بودند. رسول بزرگ او نیز، پولس شکنجه‌گر بود؛ که نقل است از شکنجه‌گری،

تبدیل به پولس رسول گشت و این تحولات برای او، فقط به واسطه‌ی قرار گرفتن در حلقه‌ی عام رحمانیت الهی (توسط عیسی‌مسیح^(ع)) به وقوع پیوست. در واقع، **در معرض رحمانیت عام قرارگرفتن؛ یعنی برقراری امکان آشنایی عملی و آشتی با خدا.**

نکته‌ی مهم این است که، تشنه به آب نیاز دارد؛ نه سیراب و این گمراه است که به هدایت و رحمانیت او نیازمند است. کسی که به نور نرسیده است، محتاج امداد هدایتی خداوند خواهد بود.

آب رحمت، بر آن زمین بارد   که در آن خاک، تشنگان دارد

«اوحدی مراغه‌ای»

اصل وحدت راه

آشنایی با شعور کیهانی و مشاهده‌ی نحوه‌ی کار این هوشمندی، تحولات خارق‌العاده‌ی پیش آمده که ناشی از اتصال به آن است و انجام فعالیت‌های مثبت و انسانی در این رابطه، هر روز بیش‌تر از پیش، ما را با این پدیده‌ی عجیب و شگفت‌انگیز الهی آشنا می‌کند و به درک وحدت حاکم بر جهان هستی، نزدیک‌تر می‌سازد؛ وحدتی که همه‌ی اجزای جهان هستی را به یکدیگر پیوند داده است و در هر لحظه، ندای **تن واحد** بودن آن را به گوش جان‌های بیدار و آگاه، فریاد می‌زند:

این همه عکس می و نقش نگارین که نمود

یک فروغ رخ ساقی است، که در جام افتاد

«حافظ»

این پیام، ما را به فراتر از مرزهای تفکرات و اندیشه‌های انسانی هدایت کرده و در بالاترین مرتبه‌ی فکری و بینشی قرار داده و به این فراز و مرتبه از آگاهی رسانیده است که نه تنها

بنی آدم اعضای یک پیکرند، بلکه:

که جانِ جهان، جمله یک پیکر است   ز پیکر چه گویم، که یک گوهر اســت

با کمک این نگرش، می‌توان وسعت دید و اندیشه‌ی خود را از مرزهای قومی، قبیله‌ای، ملی (ناسیونال)، نژادی و حتی جهانی (اینترناسیونال: **International**) گسترش داد و دامنه‌ی تفکرات، درک و بینش خود را معطوف به همه‌ی جهان هستی کرد. بر همین اساس، این باور و اعتقاد وجود دارد که بدون درک جهان هستی و هوشمندی حاکم بر آن، انسان همواره در کثرت و سرگشتگی به سر خواهد برد و تمام راه‌های مقابل او، به بن‌بست ختم خواهد شد. این درک عمیق، به دنبال آشنایی عملی با شعور الهی یا همان هوشمندی حاکم بر جهان هستی مادی پیش می‌آید.

هوشمندی و شعور الهی (به عنوان وسیله)، از طریق وحدت راه (به عنوان مسیر)، ما را به وحدت جهان هستی (به عنوان یک هدف) هدایت کرده است. شرط اساسی رسیدن به وحدت، ایجاب می‌کند که همه‌ی عوامل در برگیرنده و تعریف‌کننده‌ی آن، خود در وحدت باشند و از این‌جا می‌توان پی برد که نمی‌شود در کثرت راه بود و به وحدت رسید. برای مثال، **فرد نمی‌تواند با در هم آمیختن چندین راه مختلف، به وحدت برسد؛** زیرا ممکن است راه‌های انتخاب شده از نظر چارچوب‌های اجرایی و تجزیه و تحلیل‌های لازم، با یکدیگر در تضاد باشند؛ گرچه که همگی آن‌ها، هدف مشترکی را دنبال کنند.

کار تو است ساقیا، دفع دویی، بیا، بیا

دِه به کفم یگانه‌ای، تفرقه را یگانه کن

«مولانا»

هر چند که راه‌های رسیدن به این وحدت، متعدد است و به تعداد نفوس انسان‌ها می‌تواند راه‌های مختلف وجود داشته باشد؛ ولی راه به تنهایی، باید در وحدت کامل باشد. راه

در کثرت، خود کثرت می‌آفرینند و به دنبال آن، اغتشاش و سرگردانی به وجود می‌آورد. برای مثال، در مکاتبی، عمل ریاضت و سختی دادن به جسم یا گوشه‌گیری و تارک دنیا شدن، مورد استفاده قرار می‌گیرد؛ در حالی که در مکاتب دیگری (مانند عرفان کیهانی)، این کار، خطایی بزرگ محسوب می‌شود. راه وحدت، جدا از شیوه‌های متعدد ظاهری، فرد را به وحدت کیهانی می‌رساند. وحدت کیهانی، همان وحدت الهی است و روزی که انسان به درک این وحدت نایل شود و خود را با عالم هستی، در یکتایی و هم سویی ببیند، به مرز خدایی شدن و خدایی دیدن رسیده است. زمانی که هر کجا رو کند، فروغ رخ او را دریابد و به جز او را نبیند.

رسد آدمی به‌جایی که به جز خدا نبیند

بنگر که تا چه حدّ است مقـام آدمـیـت

«سعدی»

و در آن صورت، به معنای اشعاری از این قبیل می‌رسد که:

«قبله‌ام یک گل سرخ، جا نمازم چشمه،

مهرم نور، دشت سجادهی من...»

«سهراب سپهری»

چنین شخصی، چیزی جز تجلی الهی را پیش روی خود نمی‌بیند و به درک «اَینَما توّلوا فَثَّم وجه الله: به هر کجا که نگاه کنید، روی او را خواهید دید»[۶]، نایل می‌گردد.

به دنبال این ادراک، می‌توانیم به عمق معرفت این سروده‌ی سهراب سپهری پی ببریم که:

«کعبه‌ام بر لب آب، کعبه‌ام زیر اقاقی‌هاست؛

کعبه‌ام مثل نسیم، می‌رود باغ به باغ؛ می‌رود شهر به شهر.

---

۶. بقره: ۱۱۵

حجر الاسود من، روشنی باغچه است.»

و با درک تن واحده بودن جهان هستی، به مقام «بی‌قبله‌گی» برسیم:

شش جهت است این وطن، قبله در او یکی مجو

بی‌وطنـــی اســت قبـله گـه، در عدم آشیانه کن

«مولانا»

در آن زمان، به هر سو نظاره کنیم، تجلی او را می‌بینیم و با دیدن تجلیاتش؛ یعنی از دیدن اثر، پی به وجود صاحب اثر می‌بریم.

روشن بنگر که آفتـاب اســت   آن نـور که خوانیش به مهتاب

«شاه نعمت‌الله ولی»

در حقیقت، با نظاره‌ی مهتاب، پی به‌وجود آفتاب می‌بریم؛ آفتابی که از خورشید است؛ همان خورشیدی که نمی‌توانیم به طور مستقیم لحظه‌ای به آن نگاه کنیم؛ زیرا چشمان ما، حتی برای لحظه‌ای، تحمل دیدن نورش را ندارد.

* * *

در پایان این مبحث، به رعایت اصل وحدت راه (خودداری از تلفیق و ترکیب راه‌ها و شیوه‌های مختلف، بدون در نظر گرفتن و مطالعه و بررسی نکات متضاد آن‌ها) دعوت می‌شود تا از سرگشتگی و به هم ریختگی‌های بعد از آن (که بارها مشاهده شده است) جلوگیری گردد. نباید فراموش کرد که در این راه، هدف نهایی، رسیدن به وحدت کیهانی، از طریق آشنایی عملی با «شعور الهی» است و تمام فعالیت‌های افراد باید با در نظر گرفتن این هدف صورت گیرد. در غیر این صورت، این فعالیت‌ها فاقد ارزش‌های لازم معنوی و عرفانی است و فقط در جهت رشد منیّت، معرکه‌گیری و خودنمایی به‌کار خواهد رفت.

تفکر Interuniversal

Interuniversal (اینتریونیورسال) به اختصار، اشاره به تفکر عرفان کیهانی (حلقه) دارد و عبارت است از ارتقای سطح تفکر انسان به سطح جهان هستی. عرفان کیهانی، به سوی تفکر بر فراز همه‌ی محدودیت‌های قومی، قبیله‌ای، نژادی، ملیتی و ... سوق می‌دهد؛ به گونه ای که با درک رحمت عام الهی، می‌توان به درک جهان هستی نایل شد. زیرا بدون درک کل، نمی‌توان نقشه و طرح درستی برای مسیر کمال خود ترسیم کرد.

چه داند جزء، راه کل خود را　　مگر هم کل فرستد، رهنمونم
بِکش‌ای عشق کلی، جُزءِ خود را　　که این‌جا در کشاکش‌ها، زبونم
زهجرت می‌کشم، بار جهانی　　که گویی من جهانی را، ستونم

«مولانا»

انسان در وضعیتی قرار دارد که به طور عمیق، نیازمند فهم کل است و برای رسیدن به این فهم، باید دایره‌ی تفکرات خود را از محدودیت‌ها نجات دهد؛ خود را از در گیر کردن با جزئیات بی‌ارزش و یا کم ارزش برهاند و اصل ماجرا (حقیقت) را به مدد حلقه‌های اتصال رحمت عام خداوند درک کند تا بتواند از این راه، به دانش کمال دسترسی یابد. بدون چنین دانشی، هرگز انسان مقصود و منظور آمدن و رفتن خود را نخواهد فهمید.

هرگز نداند آسیا، مقصود گردش‌های خود
کاستون قوت ماست او یا کسب و کار نانبا
آبیش گردان می‌کند؛ او نیز چرخی می‌زند
حق آب را بسته کند؛ او هم نمی‌جنبد ز جا

«مولانا»

اگر انسان با کل ارتباط برقرار نکند، مانند آسیابی خواهد شد که نمی‌داند برای چه هدفی

می‌چرخد؛ در حالی که درک این هدف، از رسالت‌های مهم انسان است.

تجربه‌ی قرن‌ها درگیری با جزئیات و غرق شدن در آن‌ها، نشان داده است که انسان، فرصت‌های طلایی خود را از دست داده و به دست آویز مطمئنی نیز نرسیده است؛ زیرا این اطلاعات، با دانش کمال و عقل کل انطباق داده نشده و انسان بیهوده به دور خود چرخیده است.

بین انسان و آسیاب، فرق بسیار است. یک آسیاب شاید نتواند با کل خود ارتباط برقرار بکند و علت چرخش خود را بفهمد؛ ولی انسان موجودی است که می‌تواند با کل ارتباط برقرار کند و دریابد که قرار است در جهان هستی، چه نقشی را بازی کند.

بنابراین، وقت آن رسیده است که تجدید نظرهای اساسی در دیدگاه‌های خود داشته باشیم تا هر آن‌چه که نتوانسته است در عمل، به ارتباط با کل منجر شود و برای ما ایجاد معرفت و آگاهی کند را از نو بررسی کنیم؛ اشکالات خود را بی‌طرفانه مانند یک شاهد عادل، مورد تجزیه و تحلیل دقیق قرار دهیم تا بتوانیم راه کمال را بیابیم و به درک کمال نائل شویم.

از دیدگاه Interuniversal، تمرکز یعنی زندانی شدن در یک نقطه، کلام، محدوده و ... . این دیدگاه، نقطه‌ی مقابل زندانی شدن؛ یعنی رهایی ذهن و گسترش محدوده‌ی توانایی آن را دنبال می‌کند؛ زیرا درک و فهم هوشمندی حاکم بر جهان هستی و صاحب آن، نیاز به ذهنی آزاد و توانا دارد؛ ذهنی که خداوند را فقط خدای آسمان‌ها تصور نکند؛ بلکه او را متعلق به تمام مکان‌ها و تمام زمان‌ها و لحظه‌ها بداند.

درک خدایی که در همه جا هست، برای ذهن‌های معمولی مشکل است. بنابراین، عده‌ای هر گاه از خدا حاجتی میخواهند، فقط در آسمان‌ها به دنبال او می‌گردند.

اغلب ما، یا او را در درون می‌جوییم و یا در بیرون؛ گاهی در نهان و گاهی در آشکار؛ غافل

از این‌که نمی‌توان خدا را پارچه پارچه کرد؛ بلکه باید او را یک پارچه دید.

خواهی که تا بیابی، یک لحظه‌ای مجویش

خواهی که تا بدانی، یک لحظه‌ای مدانش

چون در نهانش جویی، دوری از آشکارش

چون آشکار جویی، محجوبی از نهـــانش

چون ز آشکار و پنهان، بیرون شدی به برهان

پاها دراز کن خوش، می‌خسب در امانش

«مولانا»

دیدگاه Interuniversal در عرفان حلقه، خدا را همان‌گونه که باید شناخته شود، مورد بررسی قرار می‌دهد و ذهن فرد را برای چنین شناختی آماده می‌کند. در این تفکر، خدا همه جا حاضر است و عالم، محضر اوست. او آن‌گونه که در نرم‌افزار ناخودآگاه ما حک شده است، فقط خدای آسمان‌ها نیست.

در حال حاضر، بیشتر ما او را نزدیک‌تر از رگ گردن نمی‌بینیم؛ حتی او را در کنار خود و در روی زمین هم حس نمی‌کنیم و ... . در حالی که خدا متعلق به همه‌ی مکان‌ها و همه‌ی زمان‌ها است؛ اما انسان در جایی که نیازمند است، او را مورد خطاب قرار می‌دهد و در جایی که احساس نیازی به او نمی‌کند، توجهی به او ندارد. بسیاری از مردم، او را برای زمان‌های خاصی می‌خواهند و ... .

خلاصه این که انسان، برداشت بسیار ناقصی از خداوند دارد و همین باعث شده است که نتواند از ارتباط با او، به پاسخ مناسبی دست یابد و ... .

این در حالی است که آنچه می‌تواند و باید محور فکری مشترک همه‌ی انسان‌ها باشد، شناخت و نحوه‌ی نزدیکی به خداوند است.

راه تو به هر روش که پویند ، خـوش اسـت

وصل تو به هر جهت که جویند، خوش است

روی تو به هر دیده که بیننـد، نـکـوسـت

نام تو به هر زبان که گـوینـد، خوش اسـت

«شیخ ابوسعید ابوالخیر»

۲) شبکه‌ی شعور کیهانی

واقعیت و حقیقت جهان و شعور حاکم بر آن:

شبکه‌ی شعور کیهانی (هوشمندی حاکم بر جهان هستی) را می‌توان به طور نظری بررسی و مطالعه کرد. برای این منظور ابتدا وجود هر چیز را به سکه‌ای تشبیه می‌کنیم. یعنی وجود هرچیزی را در عالم هستی مادی، مانند سکه‌ای در نظر می‌گیریم که دو رو دارد: «واقعیت وجودی» و «حقیقت وجودی».

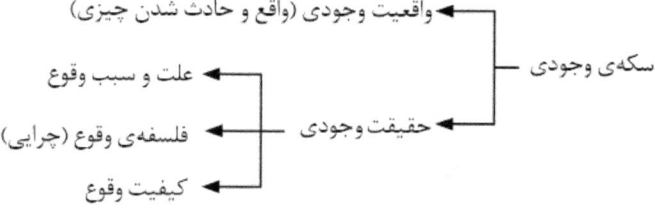

الف) واقعیت و حقیقت وجودی

«واقعیت وجودی» هر چیزی، نشان می‌دهد که آن چیز وجود دارد و واقع یا حادث شده است. در بررسی واقعیت، علت و چگونگی وقوع آن اهمیت ندارد. واقعیت، یا مشاهده شدنی است؛ یا بر محیط اثر می‌گذارد و یا می‌توان آن را ثبت و ضبط کرد و اندازه گرفت و البته،

می‌تواند چند ویژگی از این ویژگی‌ها را نیز داشته باشد. برای مثال، وجود یک تکه سنگ واقعیت دارد؛ زیرا چه نحوه‌ی ایجاد آن را بدانیم و چه ندانیم، آن سنگ حادث شده و به وجود آمده است. بعضی پدیده‌ها نیز با حواس پنجگانه حس نمی‌شود؛ ولی واقعیت دارد. برای مثال، اشعه‌ی مادون قرمز واقعیت دارد. زیرا هرچند قادر به دیدن یا لمس آن نیستیم، اما می‌توانیم با استفاده از تجهیزاتی آن را اندازه بگیریم و از آن بهره‌برداری کنیم.

«حقیقت وجودی»، با واقعیت وجودی ارتباط دارد و عبارت است از:

۱ -علت وجودی و نحوه‌ی وقوع

برای مثال، وقتی می‌پرسیم «علت[۷] به وجود آمدن سنگ چیست؟» و یا «جهان هستی چگونه و در اثر چه عواملی پدید آمده است؟»، در جست و جوی حقیقت وجودی آن‌ها هستیم. ...

۲ - طرح وجودی و مسائل پشت پرده‌ی واقعیت وجودی

هر واقعیتی، بر اساس طرح و نقشه‌ای شکل می‌گیرد. بنابراین، با بررسی مسائل پشت پرده‌ی هر واقعیتی، می‌توان با طرح و نقشه‌ی وجودی آن واقعیت آشنا شد و آن را مطالعه کرد. برای مثال، می‌توان دریافت که چرا و با چه هدفی انسان به وجود آمده است و فلسفه‌ی خلقت جهان هستی چیست.

۳- کیفیت وجودی هر پدیده

در بررسی حقیقت وجودی، چگونگی و کیفیت وجودی یک واقعیت، نسبت به یک مبنا زیر ذره‌بین قرار می‌گیرد. برای مثال، با داشتن مبنا می‌توانیم بدانیم که هر چیزی وجود حقیقی دارد یا مجازی است. از جمله، تصویر یک شی در آینه، واقعیت وجودی دارد و در آینه واقع شده است؛ ولی حقیقی نیست؛ زیرا نسبت به خود شیء، مجازی است. پس می‌توان گفت در عالم هستی، چیزهایی واقعیت دارد؛ اما نسبت به منشأ خود، حقیقی محسوب نمی‌شود و بر عکس،

---

۷. در این جا به رابطه‌ی علت و معلولی اشاره شده و منظور از علت، منشأ است؛ نه چرایی.

بعضی چیزها از نظر ما واقعیت ندارد؛ ولی حقیقت وجودیشان واقعیت آن‌ها را اثبات می‌کند.

گاهی پدیده‌هایی مانند اشعه‌ی مادون قرمز وجود دارد که چون با چشم غیر مسلح دیده نمی‌شود، از نظر ما واقعیت ندارد؛ اما وقتی با ابزارهایی شناسایی می‌شود، واقعیت آن اثبات می‌شود. همچنین، هاله‌های پیرامون انسان که با چشم دیده نمی‌شود و به همین دلیل، سال‌ها از نظر انسان واقعیت نداشت و صحبت از آن‌ها خرافی تلقی می‌شد، امروزه با عکس‌برداری کرلیان قابل مشاهده است و کسی نمی‌تواند بگوید که واقعی نیست.

ب) جهان در حرکت و شعور حاکم بر آن

فرض کنید براساس شکل ۲ (الف) تیغه‌ای داریم که می‌تواند حول محور میانی خود بچرخد. اگر کسی بپرسد که «آیا این تیغه در حالت ثابت، واقعیت وجودی دارد؟» پاسخ مثبت خواهد بود. زیرا این تیغه حادث شده است و واقعیت دارد.

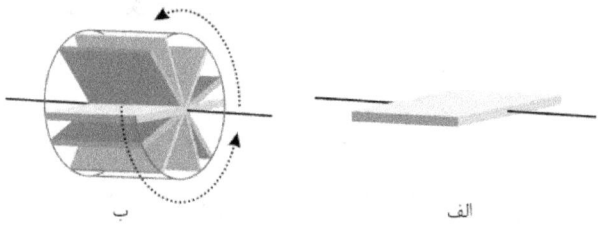

(شکل ۲)

حال اگر این تیغه را حول محور آن با سرعت بچرخانیم، استوانه‌ای را خواهیم دید که قطر قاعده‌ی آن، قطر تیغه، و ارتفاع آن، ضخامت تیغه خواهد بود (شکل۳).

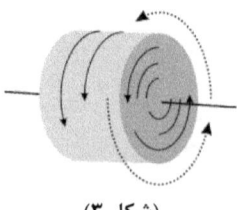

(شکل ۳)

اکنون، اگر پرسیده شود که «آیا این استوانه واقعیت دارد؟» پاسخ مثبت خواهد بود؛ زیرا استوانه حادث شده و به وجود آمده است؛ بنابراین واقعیت دارد. اما در صورتی که کسی بپرسد «آیا این استوانه، حقیقت نیز دارد؟»، پاسخ منفی خواهد بود؛ زیرا چنین استوانه‌ای وجود خارجی ندارد و هر زمان تیغه را از حرکت بازداریم، استوانه ناپدید خواهد شد. بنابراین، استوانه حجمی مجازی و ناشی از حرکت تیغه است. از این رو، هرچند واقعیت دارد، حقیقت وجودی ندارد.

در پی این مشاهده و بررسی آن، سؤالات دیگری مانند این سؤال مطرح می‌شود که:

«آیا جهان پیرامون ما واقعیت وجودی دارد»؟

بی‌گمان جواب این پرسش، مثبت است؛ زیرا ما وجود داریم و می‌توانیم جهان هستی را مشاهده کنیم. حال، «آیا جهان پیرامون ما حقیقت وجودی نیز دارد»؟

در این جا نخست، بخش ماده را که شامل اجرام سماوی است، بررسی می‌کنیم. این اجرام، از مولکول و مولکول‌ها، از اتم تشکیل شده‌اند و اتم‌ها نیز از ذرات بنیادی و ضد ذرات آن‌ها شکل گرفته‌اند. این مسیر، تا منهای بی‌نهایت در دل اتم ادامه دارد؛ چنان که آغاز آن را نمی‌توان یافت و انتها نیز ندارد.

به قول شاه نعمت‌الله ولی:

در محیطی بیکران افتاده‌ایم   نیست ما را ابتدا و انتها

اگر به اتم که آجر ساختمان خلقت است، دقت کنیم و برای بررسی ملموس‌تر، آن را به اندازه‌ی یک زمین فوتبال در نظر بگیریم، هسته‌ای به اندازه‌ی توپ فوتبال خواهد داشت (شکل۴). اتم در مقایسه با هسته‌ی خود، کره‌ای عظیم است؛ اما «حجم و شکل این کره‌ی عظیم، ناشی از چیست»؟ این حجم در اثر حرکت الکترون‌ها و تشکیل «ابر الکترونی» ایجاد شده است.

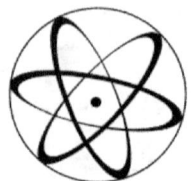

(شکل ۴)

آیا وجود این کره‌ی عظیم واقعیت وجودی دارد؟

جواب صد در صد مثبت است؛ زیرا این کره حادث شده و واقعیت دارد. ولی آیا حقیقت وجودی نیز دارد؟

اگر در یک لحظه، حرکت الکترون‌ها متوقف شود، این حجم که ناشی از حرکت الکترون‌ها است، ناپدید و از مقابل چشمان ما محو می‌شود و تنها هسته‌ی آن که به اندازه یک توپ فوتبال است، باقی می‌ماند. پس نتیجه می‌گیریم که این حجم، وجود خارجی ندارد و ناشی از حرکت بوده، در نتیجه، مجازی است. حال با همین شیوه، هسته‌ی اتم را بررسی می‌کنیم. می‌دانیم که هسته‌ی اتم از پروتون و نوترون تشکیل شده است، مطابق شکل ۵، پروتون به دور محور خود چرخش دارد و نوترون نیز با سرعت بسیار زیادی در جهت عکس حرکت پروتون، هم به دور خود و هم به دور پروتون می‌چرخد. چرخش نوترون به دور پروتون، دیسکی را پدید می‌آورد و حجمی مجازی را ایجاد می‌کند.

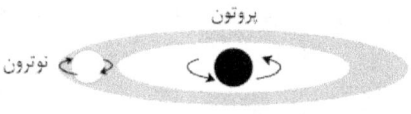

(شکل ۵)

حال درصورتی که حرکت پروتون و نوترون متوقف شود، این حجم نیز ناپدید می‌شود و از آن، فقط ذرات بنیادی به جا خواهد ماند که حجمی به مراتب کم‌تر از حجم قبلی دارد و اگر به همین منوال، به داخل ذرات هسته نفوذ کرده و حرکات آن‌ها را در سطوح مختلف متوقف

کنیم، می‌بینیم که حجم‌های حادث شده توسط آن‌ها، یکی پس از دیگری محو می‌شود و اثری از آن‌ها باقی نمی‌ماند. با این حساب، به این موضوع پی می‌بریم که مجموعه‌ای از بی‌نهایت حرکات بنیادی، هسته‌ی اتم را شکل داده و پس از آن، از اتم‌ها، مولکول‌ها و از مولکول‌ها، اشیاء مادی شکل گرفته است. با این توصیف می‌توان گفت:

> **جهان هستی مادی از «حرکت» آفریده شده است.**

از منظری دیگر نیز می‌توان به این نتیجه رسید. در فیزیک مدرن، ماده، موج متراکم است و خود موج نیز حرکت تلقی می‌شود. پس تمام جهان هستی مادی، چه از بُعد ماده و چه از بُعد انرژی، از موج ساخته شده و همان‌گونه که اشاره شد، موج نیز از «حرکت» به وجود آمده است. با شرح مختصر و ساده‌ای که گذشت، اینک می‌توان به پرسش پیشین که آیا جهان هستی مادی حقیقت وجودی دارد یا خیر، پاسخ داد. در پاسخ می‌توان گفت با توجه به این که جهان هستی مادی، از حرکت آفریده شده است، پس جلوه‌های گوناگون آن نیز ناشی از حرکت است و چون هر جلوه‌ای که ناشی از حرکت باشد، مجازی است، در نتیجه، جهان هستی مادی، مجازی میباشد و در مقایسه با آن‌چه آن را با حرکت ایجاد کرده است، حقیقت وجودی ندارد.

حال، به‌دنبال فهم این موضوع که جهان هستی مادی از حرکت به‌وجود آمده است، این سؤال مطرح می‌شود که:

چه عاملی، به بی‌نهایت حرکت موجود در جهان هستی جهت داده است؛ به گونه‌ای که در نتیجه‌ی آن، سیستمی کاملاً سازمند و هدفمند، تجلی پیدا کرده است؟

در پاسخ باید گفت: تنها چیزی که می‌تواند بی‌نهایت حرکت موجود را هدفمند سازد، عاملی هوشمند است که می‌تواند تشخیص دهد هر حرکتی، در چه جهتی و به چه صورتی

باید انجام شود تا نتیجه‌ی نهایی آن، ایجاد سیستمی هماهنگ، هدفمند و گویا باشد. بنابراین، ماده و انرژی و به عبارت دیگر، ساختار جهان هستی، از هوشمندی یا شعور یا آگاهی به وجود آمده است. پس در اصل:

جهان هستی مادی از «آگاهی یا شعور و یا هوشمندی» آفریده شده است.

ما سمیعیم و بصیریم و هوشیم — با شما نامحرمان ما خامشیم
چون شما سوی جمادی می‌روید — محرم جان‌جمادان چون شوید؟
از جمادی عالم جان‌ها روید — غلغل اجزای عالم بشنوید
فاش تسبیح جمادات آیدت — وسوسه تأویل‌ها نربایدت

«مولانا»

و یا:

باد و خاک و آب و آتش، بنده‌اند — با من و تو مرده، با حق زنده‌اند

«مولانا»

اصل: همه‌ی انسان‌ها می‌توانند درباره‌ی هوشمندی و شعور حاکم بر جهان هستی (و استفاده از آن) به توافق برسند و پس از آزمایش و اثبات آن، به صاحب آن که خداوند است، پی‌ببرند؛ تا این موضوع، فکر مشترک همه‌ی انسان‌ها شود و تحکیم یابد. بنابراین، عامل مشترک و زیربنای فکری انسان‌ها، شعور حاکم بر جهان هستی یا شعور الهی است. در این بینش، این عامل مشترک، **«شبکه‌ی شعور کیهانی»** نامیده می‌شود.

اصل: جهان هستیِ مادی از حرکت آفریده شده و جلوه‌های گوناگون آن نیز ناشی از حرکت است و چون جلوه‌های ناشی از حرکت، مجازی‌اند، جهان هستی مادی نیز مجازی است. همچنین، چون هر حرکتی به محرّک و عامل جهت‌دهنده نیاز دارد، این

عامل در جهان هستی مادی، آگاهی یا هوشمندی حاکم بر جهان هستی است که آن را
«شبکه‌ی شعور کیهانی» می‌نامیم. بنابراین، جهان هستی، تصویری مجازی از حقیقت
دیگری است که در اصل، از آگاهی آفریده شده و اجزای آن، مطابق شکل ۵ است.

خودِ هوشمندی حاکم بر جهان هستی، باید ایجاد کننده‌ای داشته باشد که اگر آن را هر
چیزی در نظر بگیریم، خود، ایجاد کننده‌ای دارد تا این که به مبدأی برسیم که از چیزی به
وجود نیامده است. این مبدأ (صاحب هوشمندی)، «خداوند» است.

همواره سه عنصر در جهان هستی مادی موجود است: **آگاهی، ماده و انرژی.** بدون وجود
آگاهی، انسان قادر به استفاده از ماده و انرژی نیست؛ یعنی حتی وقتی انسان، ماده و انرژی
را در اختیار داشته باشد، بدون آگاهی و اطلاعات نمی‌تواند از آن‌ها استفاده‌ای هدفمند کند.

پس ساختار اصلی جهان هستی مادی، آگاهی یا شعور است که ماده و انرژی از آن به
وجود آمده‌اند.

بنابراین، در هر لحظه، سه عنصر در جهان هستی وجود دارد که آن‌ها را می‌توان مطابق
شکل زیر نشان داد:

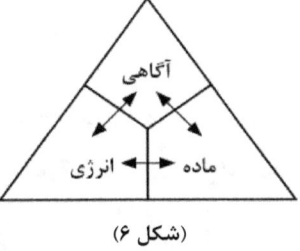

(شکل ۶)

همان‌طور که در شکل ۶ دیده می‌شود، هر یک از این عناصر، قابل تبدیل به یکدیگر
است. درباره‌ی تبدیل آگاهی به ماده و انرژی، توضیحات مختصری داده شد؛ ولی تبدیل ماده
و انرژی به آگاهی، بحث مفصل و پیچیده‌ای را می‌طلبد که در جای دیگری، دنبال خواهد
شد. شکل شماتیک ۶، اجزای جهان هستی را به طور دقیق‌تر نشان می‌دهد. (این شکل، تمام

عناصر موجود در جهان هستی مادی را که همزمان و در هر لحظه وجود دارند، به تصویر کشیده است.)

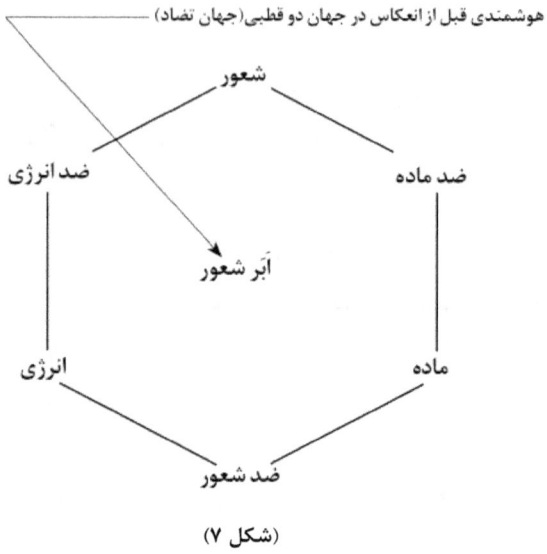

(شکل ۷)

چیستی جهان هستی مادی در نگاه ناظر

تا این‌جا نتیجه گرفتیم که جهان هستی مادی، مجازی است. اینک از زوایایی دیگر، به مسأله نگاه می‌کنیم:

الف) منظره‌ی جهان هستی با توجه به سرعت ناظر

حال، در نظر بگیریم ناظری در فضا با سرعت حرکت می‌کند. می‌دانیم که اگر به یک منبع صوت یا نور، نزدیک یا از آن دور شویم، فرکانس و طول موج آن‌ها تغییر می‌کند. برای مثال، در صورتی که منبع مورد نظر، صوت باشد، با نزدیک شدن به آن، طول موج فشرده‌تر می‌شود و در هم می‌رود و در نتیجه، فرکانس آن، افزایش می‌یابد و صدا زیرتر شنیده می‌شود. درصورتی که اگر از آن دور شویم، طول موج بازتر می‌شود، فرکانس آن

کاهش می‌یابد و صدا بَم‌تر به گوش می‌رسد (پدیده دُپلر). همین اصل، درباره‌ی منبع نور نیز صادق است. زیرا با نزدیک و دور شدن، تغییر فرکانس پیش می‌آید و در نتیجه، تغییر رنگ و منظره رخ می‌دهد.

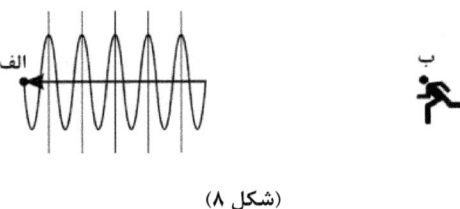

(شکل ۸)

شکل ۹ نشان می‌دهد که وقتی از منبع نور یا صوت دور شویم، طول موج آن بیشتر می‌شود و در نتیجه، فرکانس آن کاهش می‌یابد و صدا بم‌تر شنیده می‌شود.

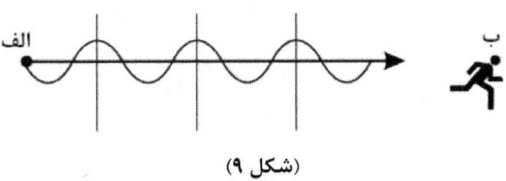

(شکل ۹)

بار دیگر مشاهدات ناظر از مناظر مقابل چشم او را بررسی می‌کنیم. بدیهی است که هر قدر سرعت ناظر بیشتر شود، منظره‌ی مقابل او نیز تغییر می‌کند. در هر سرعتی، منظره‌ی جهان هستی به شکلی متفاوت جلوه می‌کند. اگر ما جهان هستی را در حال حاضر با این منظره می‌بینیم، به این علت است که با سرعت نسبتاً ثابتی در حال حرکت در فضا هستیم؛ زیرا زمین که جزئی از منظومه‌ی شمسی است، با سرعت تقریبا ثابتی به دور خود و خورشید می‌چرخد. منظومه‌ی شمسی نیز در یکی از بازوهای کهکشان راه شیری قرار گرفته است و با سرعتی ثابت حول مرکز آن می‌گردد. همچنین، کهکشان راه شیری با سرعتی ثابت، دور مرکز دیگری در فضا می‌گردد و سرعت نهایی ما چنان است که در حال

حاضر، منظره و تنوع رنگ‌ها را در جهان هستی، این‌گونه می‌بینیم. بدین ترتیب، اگر در کهکشان دیگری زندگی می‌کردیم، شاید جهان هستی را با منظره و تنوع رنگی دیگری می‌دیدیم.

در سرعت‌های بالا نیز آن‌چه ناظر می‌بیند، تفاوت‌های فاحشی با چیزی دارد که در حال حاضر می‌بینیم. ما در حال حاضر، پیرامون خود را به راحتی می‌بینیم؛ اما هر اندازه سرعت حرکت ما بیشتر شود، زاویه‌ی منظره‌ی مقابل، جمع‌تر می‌شود؛ چنان که اگر بر فرض محال، می‌توانستیم با سرعت نور حرکت کنیم، آن‌چه می‌دیدیم، فقط روزنه‌ای در مقابل دیدگانمان بود؛ زیرا تا زمان رسیدن نورهای کناری، از آن محل دور شده بودیم. در ضمن، این روزنه، فرکانس بی‌نهایت پیدا می‌کرد (صرف‌نظر از این که با متراکم شدن موج، ماده پدید می‌آید و در یک سرعت خاص، احتمالاً دیواره‌ی عبورناپذیری در مقابل ما تشکیل و موج متراکم، به ماده تبدیل می‌گردد) و معلوم نیست که از آن روزنه چه چیزی دیده می‌شد و چه دنیایی پدیدار می‌آمد.

به عبارتی، ناظری که با سرعت نور حرکت کند، جهان هستی را فقط به‌صورت یک روزنه، آن هم با فرکانس بی‌نهایت می‌بیند و این، واقعیت دنیای او است و اگر چنین ناظری، قبلاً واقعیت جهان را آن طور که ما می‌بینیم، ندیده باشد، بی‌تردید نمی‌تواند جهانی را خارج از این جهان روزنه‌ای تصور و درک کند.

با توجه به شکل ۱۰، وقتی که ناظر به سمت راست خود نگاه می‌کند و برای مثال، ستاره‌ی R را می‌بیند، در واقع، این ستاره در موقعیت $\acute{R}$ قرار دارد. بنابراین، ناظر در مقابل خود با دو نوع میدان دید روبه‌رو است: یکی، **میدان دید واقعی** و دیگری، **میدان دید حقیقی**.

زاویه‌ی میدان دید واقعی، زاویه‌ای است که ناظر نسبت به شیء مورد نظر، پیش روی

خود می‌بیند و زاویه‌ی میدان دید حقیقی، زاویه‌ی محل حقیقی شیء مورد نظر نسبت به ناظر است. هر قدر سرعت ناظر بیش‌تر شود، زاویه‌ی میدان دید AB و EF کم‌تر می‌شود؛ چنان که در سرعت نور، پشت سر او چیزی دیده نمی‌شود و در مقابل او نیز موج متراکمی با فرکانس بی‌نهایت شکل می‌گیرد.

با توجه به این توضیحات، طول موج انرژی در سرعت‌های بالا، چنان متراکم می‌شود که در مقابل ناظر، موج متراکم یا همان ماده را ایجاد می‌کند که سدی در برابر او است. پس در شرایط فرضیِ ویژه‌ای که به سرعت حرکت ناظر بستگی دارد، جهان صُلب و سخت می‌شود و دیواره‌ای سخت، راه حرکت انسان را سد می‌کند (بنابراین، جهان هستی هم محدود و هم لایتناهی است).

با توقف ناظر، فرکانس مقابل او، از فشردگی خارج و از حالت ماده (که موج متراکم است) به موج غیرمتراکم تبدیل می‌شود و با سرعت گرفتن ناظر، باز همین وضعیت، تکرار می‌شود. در نتیجه:

۱- سرعت انسان در فضا نمی‌تواند از یک حدی بیشتر باشد.

۲- در فضا نمی‌توان به طور ثابت با سرعت‌های بالا حرکت کرد (شکل ۱۰).

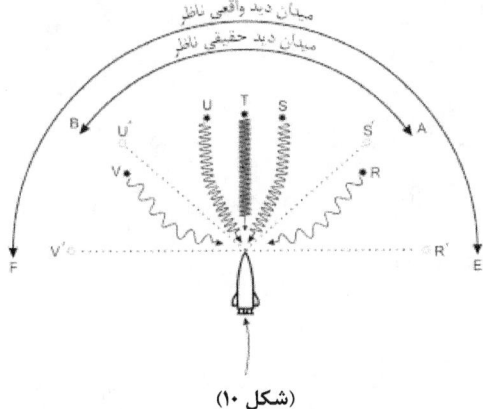

(شکل ۱۰)

بنابراین، جهان هستی دارای بی‌نهایت منظره است و هر ناظری بسته به سرعتی که در فضا دارد، آن را به شکل خاصی می‌بیند. به این ترتیب، واقعیت‌هایی امکان‌پذیر است که ما حتی تصوری از آن نداریم و «جهان هستی، تنها یک منظره‌ی اصلی ندارد».

ب) منظره‌ی جهان هستی، با توجه به فرکانس چشم ناظر

هر ناظری با چشمان خود به جهان هستی می‌نگرد و هر چشمی، فرکانسی دارد که نشان می‌دهد در یک ثانیه قادر به دریافت و درک چند تصویر است. این فرکانس، در چشم انسان، ۲۴ تصویر در ثانیه است؛ یعنی زمانی که ۲۴ تصویر در یک ثانیه از مقابل دیدگان ما عبور کند، ما آن‌ها را پیوسته می‌بینیم.

اگر فرکانس تصاویر کمتر از این باشد، منظره، بریده بریده و غیرپیوسته به نظر می‌رسد و با افزایش سرعت تصاویر، منظره به طور غیرعادی، حرکاتی سریع می‌یابد و سرعت بیشتر نیز، تصویرها را تشخیص‌ناپذیر می‌کند. (اساس اختراع سینما، استفاده از این اطلاعات است.)

پس اگر انسان، جهان هستی را به این شکل می‌بیند، به دلیل فرکانس چشم اوست و اگر این فرکانس، عدد دیگری بود، منظره‌ی جهان هستی، به شکلی دیگر دیده می‌شد. برای مثال، اگر تیغه‌ای با سرعت پنجاه دور در ثانیه بچرخد، انسان دایره می‌بیند. اما اگر فرکانس چشم ناظر به همین مقدار یعنی پنجاه باشد، در حرکت تیغه، آن را به صورت دایره نخواهد دید؛ زیرا در هر ثانیه فقط سر تیغه‌ها پنجاه بار جا به جا می‌شود.

منظره‌ای که عقاب با فرکانس چشم بیست هزار می‌بیند، با آن‌چه انسان می‌بیند، به طور کامل تفاوت دارد. عقاب می‌تواند تمام حرکت یک مگس را در هر لحظه با دقت دنبال کند؛ حال آن که انسان قادر به انجام این کار نیست. همچنین، عقاب منظره‌ی بارش باران را به‌صورت قطره قطره می‌بیند؛ اما ما آن را به صورت خطی می‌بینیم.

حلزون نیز با فرکانس چشم پنج دید متفاوتی دارد و بسیار عجیب و غریب می‌بینند؛ برای مثال، زمانی که در حال حرکت هستیم، پشت سرِ ما، دنباله‌ای به طول چندین متر مشاهده می‌کند (شکل۱۱) یا یک مگس در حال پرواز را با دنباله‌ای که چند متر طول دارد، می‌بیند و فقط نسبت به شکل و اندازه‌ی اشیاء ثابت، دید درستی دارد.

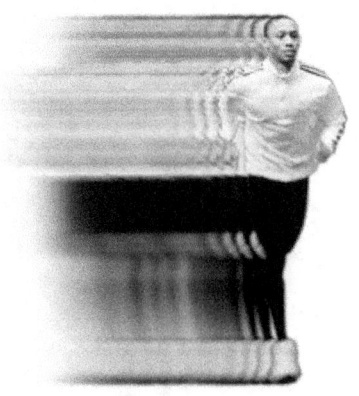

(شکل ۱۱)

حال، اگر فرکانس چشم انسان بی‌نهایت بود، چه اتفاقی می‌افتاد؟

آن‌چه چشم هر ناظری میبیند، نتیجه‌ی پیوستگی تصاویر است و سرعت حرکت و چرخش باعث این توالی و پیوستگی می‌شود. اگر سرعت فرکانس چشم افزایش یابد، پیوستگی مناظر مقابل چشمان او، کاهش می‌یابد؛ تا جایی که این پیوستگی با سرعت فرکانس بی‌نهایت در چشم، به طور کامل از بین می‌رود و در این صورت، دیگر چیزی را نمی‌بیند. یعنی الکترون‌ها و فرکانس‌های مختلف را ساکن و ایستا می‌بیند و چون الکترون‌ها و ذرات بنیادی، از حرکت و پیوستگی شکل گرفته‌اند، به‌تدریج، در پی بالا رفتن فرکانس چشم و نزدیک شدن به بی‌نهایت، منظره‌ی عالم هستی از مقابل‌دیدگان ناظر محو می‌شود.

در نتیجه، بر اساس فرکانس چشم ناظر، جهان هستی باز هم بی‌نهایت منظره دارد که بسته به میزان این فرکانس، به‌گونه‌های مختلفی خودنمایی می‌کنند. این مناظر، مجازی‌اند و ثابت نیستند. بنابراین:

> جهان هستی مادی، فاقد شکل و منظره‌ای ثابت است و هر ناظری آن را با توجه به سرعت حرکت خود در فضا و فرکانس چشمش مشاهده می‌کند. هر چشمی به گونه‌ای طراحی شده است که جهان هستی را به شکل خاصی متجلی می‌سازد و تصویر مجازی ناشی از حرکت ذرات را متناسب با ویژگی‌های خود، به ناظر گزارش می‌دهد.

ج) منظره‌ی جهان هستی با توجه به آستانه‌ی درک ناظر

هر ناظری، بسته به آستانه‌ی درک فیزیکی خود، جهان هستی را به شکلی متفاوت می‌بیند. برای مثال، آن‌چه مار می‌بیند، به طور کامل با مشاهدات انسان تفاوت دارد؛ زیرا آستانه‌ی درک او از انسان متفاوت است. مار می‌تواند اشعه‌ی مادون قرمز را ببیند. بنابراین دید او در شب کامل است و تاریکی برایش معنا ندارد و در نتیجه، روز و شب در نظر او متفاوت نیست. مار حرارت بدن موجودات و اشیاء را هم می‌بیند. پس تصویر جهان هستی در برابر چشم او، با آن‌چه ما می‌بینیم، تفاوت دارد. حال، اگر قرار باشد یک مار گزارش خود را از جهان هستی ارائه دهد و آن را توصیف کند، به طور قطعی اختلاف شدیدی با گزارش ما خواهد داشت.

همچنین، درک خفاش از جهان هستی بسیار محدود و مانند نقشه‌ی سونوگرافی است و به دلیل برد محدود امواج صوتی خود، گستره‌ی محدودی را زیر نظر می‌گیرد. بدین ترتیب، مقایسه‌ی آن با درک ما به هیچ وجه ممکن نیست؛ زیرا خفاش فقط می‌تواند بُرد محدودی

را ببیند که زیر پوشش رادار مافوق صوتش قرار دارد. بنابراین، در نظر او جهان هستی محدوده‌ای مشخص دارد و نمی‌تواند تصوری از جهان لایتناهی داشته باشد.

از سوی دیگر، همان‌طور که یک کر و لال مادرزاد، برداشت متفاوتی از دنیا دارد، تصور یک کور مادرزاد از دنیا ، به طور کامل با تصور فرد بینا تفاوت دارد. درک محیط اطراف (جهان) به تعداد موجودات، از یک میکرواُرگانیسم گرفته تا بزرگ‌ترین آن‌ها تنوع دارد. از این زاویه نیز جهان هستی بی‌نهایت منظره دارد و هر ناظری به تناسب ابزارهای حسیِ خود، آن را می‌بیند و حس می‌کند؛ اما هیچ یک از این منظره‌ها حقیقی نیست. در نتیجه، تمام منظره‌های جهان هستی، مجازی و غیرحقیقی است؛ زیرا اگر پرسیده شود که «کدام موجود منظره‌ی اصلی جهان هستی را می‌بیند؟»، باید پاسخ داد:

هر ناظری بسته به آستانه‌ی درک فیزیکی خود، تصور و برداشتی از منظره‌ی جهان هستی مادی دارد. بنابراین، بی‌نهایت منظره برای عالم وجود دارد.

د) منظره‌ی جهان هستی مادی در رابطه با سرعت نور

شب هنگام، وقتی به‌آسمان نگاه می‌کنیم، منظره‌ای زیبا را می‌بینیم و عظمت ستارگانِ بسیار، چشمان ما را خیره می‌کند.

آیا آن‌چه در مقابل چشمان خود می‌بینیم، حقیقت دارد یا مجاز است؟

باید گفت که آن‌چه مشاهده می‌کنیم، تصویری مجازی از گذشته است و هیچ یک از چیزهایی که می‌بینیم (از نزدیک‌ترین ستاره که خورشید است تا ستارگان و کهکشان‌هایی که متعلق به چند میلیارد سال قبل هستند)، در همان محل رؤیت قرار ندارد و متعلق به زمان‌های گذشته است. (شکل ۱۲)

برای مثال، منظره‌ای که از خورشید می‌بینیم، متعلق به هشت دقیقه قبل است و اگر چیزی را در فاصله‌ی یک متری خود ببینیم، تصویر آن متعلق به

۰/۳۳ × ۱۰⁻⁸ ثانیه‌ی قبل می‌باشد.

به این ترتیب، هر آنچه می‌بینیم، مجاز و توهمی بیش نیست و سرعت نور باعث این مجاز شده است.

در نتیجه، نمی‌توانیم به مشاهدات خود استناد کنیم (زیرا آنچه تصویر جهان هستیِ می‌نامیم، به طور کامل مجازی است).

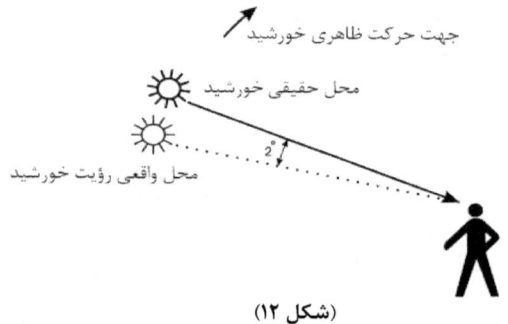

(شکل ۱۲)

ه) منظره‌ی جهان هستی در رابطه با خمش فضا

چنان که می‌دانیم، در فضا حرکت به صورت خمیده است و هر متحرکی، قوسی را طی می‌کند. به عبارت دیگر، فضا کروی و لایه لایه است و هر متحرکی که خواستار حرکت آزاد در آن باشد، باید در یکی از این لایه‌ها قرار بگیرد و قوس آن را بگذراند و برای تغییر مسیر این قوس، انرژی صرف کند. حال اگر ناظری بخواهد با تلسکوپی که به فرض، بُردی نامحدود دارد، به آسمان بنگرد، اول این که حداکثر بُرد دید او محدودیت پیدا می‌کند و شعاع یک دایره‌ی عظیم خواهد بود و جهان هستی برای او نیز براساس شکل ۱۳ در این دایره محدود و محصور می‌شود. دوم این که، هر چه فاصله دورتر باشد، به جای دیدن جلوی یک شیء سماوی، کنار آن را مشاهده خواهد کرد؛ چنان که در حداکثر مقدار این فاصله، به جای جلوی یک شیء، پشت آن دیده می‌شود.

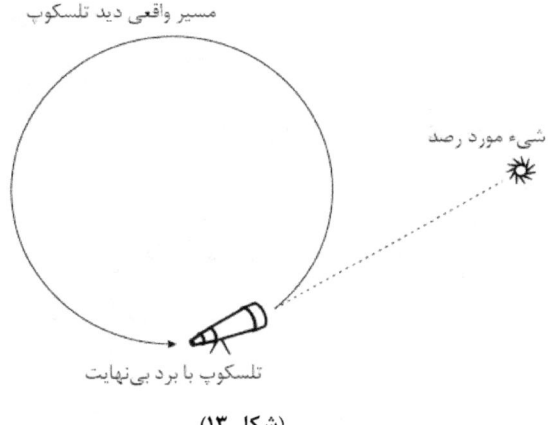

مسیر واقعی دید تلسکوپ

شیء مورد رصد

تلسکوپ با برد بی‌نهایت

(شکل ۱۳)

و) نتیجه‌گیری نهایی

با همین بررسی بسیار اجمالی، به این نتیجه می‌رسیم که از هر زاویه‌ای به جهان هستی نگاه کنیم، آن‌چه می‌بینیم، نسبت به آن‌چه که در باطن آن قرار دارد، مجازی است و در واقع، بی‌نهایت مجاز در مجاز، در دل یکدیگر قرار گرفته‌اند.

مجاز اندر مجاز است عالم ما   خیالی بیش نیست اندر سر ما

چو رستیم عاقبت از این توهم   جهانی دیگر آیــــد در بـــر مــا

«طاهری»

اما چرا جهان هستی، مجازی خلق شده است؟ مجازی بودن جهان هستیِ مادی، خود نشانه‌ی خلاقیت بیش از حد خالق هستی است؛ زیرا هر چند این مجاز وجود خارجی ندارد، حامل حقیقت بزرگی است و مسیر کمال انسان، از دل همین مجاز می‌گذرد. انسان با کشف این مسیر، به سوی خداوند حرکت می‌کند تا با او به یکتایی برسد (الیه‌راجعون). همچنین، مجازی بودن «جهان هستی» و حقیقی نبودن آن (نسبت به خالق)، نیازمندی خداوند را به خلقت جهان هستی رد می‌کند؛ زیرا با در نظر گرفتن این نسبت، جهان هستی وجود خارجی ندارد تا نشانه‌ی نیاز خداوند به خلق جهان باشد.

حقیقی یا مجازی بودن جهان هستی مادی در نگاه ناظر

الف) جهان مجازی در علم و عرفان

در دنیای علم و در فیزیک جدید، این ناظر است که ساختار جهان هستی را و این که آیا انرژی موج باشد و یا ذره، تعیین می‌کند.

دیدگاه قدیمی انسان (دیدگاه فیزیک نیوتونی)، این ذهنیت را ایجاد کرده بود که چه ناظر وجود داشته باشد و چه نباشد، جهان هستی، واقعیت مسلمی دارد که شکل و فرم و ماهیت مستقل خود را حفظ می‌کند و به راه خود ادامه می‌دهد و این چشمان ناظر نیست که منظره‌ی عالم هستی را تعیین می‌کند. اما بر خلاف آن، در فیزیک مدرن، این ناظر است که مشخص می‌کند واقعیت به چه صورتی ظاهر شود؛ یعنی تمام جهان هستی موج باشد و یا متشکل از ذرات دیده شود. این امکان وجود ندارد که ناظر بتواند در یک زمان، جهان را هم موج ببیند و هم ذره.

در دنیای عرفان، حرکت، هوشمندی و جهان مجازی، موضوعی شناخته شده است که عرفا به آن پی برده‌اند و به بیان‌های مختلف، در اشعار خود، منعکس کرده‌اند. در اینجا برخی از این سروده‌ها را مورد بررسی اجمالی قرار می‌دهیم. در وهله‌ی اول، متوجه می‌شویم که آن‌ها نیز مسأله‌ی حرکت را شناخته‌اند؛ ولی با زبان مخصوص و لطیف خود آن را توصیف و به رقص تشبیه کرده‌اند. از جمله:

ما بـر در و بـام عشق، حیران	آن بـام، کـه نـردبـان نـدارد
...	...
هر ذره پر از فغان و نالهست	امـا چـه کنـد زبـان نـدارد
رقص است زبان ذره زیـرا	جز رقـص دگـر بیان نـدارد

«مولوی»

این سروده‌ها به‌طور دقیق نشان می‌دهد که عرفا به طریق شهودی به این نکته پی برده بودند که ذرات عالم هستی، با زبان رقص، به گیتی معنا و مفهوم داده‌اند.

از این رو، شعف عاشقانه و عارفانه‌ی خود را نیز به رقص ذرات عالم تشبیه کرده‌اند:

چون ذره، به رقص اندر آییم　　خورشید تو را مسخر آییم

در هر سحری، ز مشرق عشق　　هم چون خورشید، ما برآییم

«مولوی»

آن‌ها به این حقیقت پی برده بوده‌اند که میلی درونی، هر ذره را به رقص و حرکت در می‌آورد و نکته‌ی مهم در این حرکت، هدفمندی آن است که هر ذره را به مقصدی خاص هدایت می‌کند.

یکی میل است با هر ذره رقاص　　کشان هر ذره را تا مقصد خاص

...　　...

اگر پویی ز اسفل تا به عالی　　نبینی ذره‌ای زین میل خالی

...　　...

همین میل است اگر دانی همین میل　　جنیبت در جنیبت، خیل در خیل

سر این رشته‌های پیچ در پیچ　　همین میل است باقی هیچ بر هیچ

از این میل است هر جنبش که بینی　　به جسم آسمانی یا زمینی

...　　...

به هر طبعی نهاده آرزویی　　تک و پو داده هر یک را به سویی

«وحشی بافقی»

بنابراین، به زبان علم، جهان هستی مادی از «**حرکت**» به وجود آمده و به زبان عرفان (که بیانی شیرین‌تر و توصیفی ظریف‌تر است)، از «**رقص**» آفریده شده است. زبان عارف با زبان قشرهای دیگر، تفاوت اساسی دارد. به همین دلیل، از آن جا که برای هر «رقص»، باید

«**آهنگ**» وجود داشته باشد و برای این‌که آهنگی نواخته شود، وجود «**ساز**» الزامی است و برای نواختن ساز نیز به «**مطرب**» نیاز است، سروده‌های عرفا پُر از واژه‌های «رقص»، «آهنگ»، «ساز» و «مطرب» است؛ اما کسانی که خارج از دنیای عرفان هستند و با این اصطلاحات سر و کاری ندارند به این گفته‌ها با دیده‌ی شک و تردید و در بعضی مواقع، با دیده‌ی تکفیر نگاه می‌کنند و عارفان را به لاأُبالی‌گری و دعوت مردم به عیش و طرب و بی‌خیالی متهم می‌سازند. نظر به این‌که یکی از رسالت‌های عرفان کیهانی (حلقه)، «**اعتلای عرفان ایران**» است، پس با کشف رمز و اشاره به مفهوم این اصطلاحات، در صدد تبرئه‌ی این عارفان بر می‌آید تا نشان دهد که این تصورها، سوء تفاهمی بیش نیست و کلام عرفای این مرز و بوم، عمیق‌تر از این ظاهربینی‌ها است.

به قول حافظ:

جنگ هفتاد و دو ملت، همه را عذر بنه　　چون ندیدند حقیقت، ره افسانه زدند

رقص اجزای عالم، در نتیجه‌ی آهنگی است که مطربی با ساز آن را می‌نوازد. بالاترین حدیثی که انسان می‌تواند درباره‌ی آن بحث کند، حدیث همین مطرب است که می‌تواند چنان ساز بنوازد که با آهنگ آن، همه‌ی ذرات عالم هستی به رقص در آید و با رقص خود، به عالم، معنا و مفهوم و هدف بدهد. این چه مطربی است که می‌تواند با آهنگ ساز خود، چنین غوغایی بر پا کند؟

حدیث مطرب، حدیث خداوند است که با نواختن سازی دل‌انگیز، تمام ذرات عالم هستی را به رقص و پایکوبی واداشته و ارکستر سمفونیک عظیم و حیرت‌انگیزی به پا کرده است که تصور عظمت آن، برای انسان محال است و به دنبال آن، رقصی موزون را در همه‌ی عالم بر قرار کرده است.

پس می‌توان به ترتیب زیر، گفتار عارف و واقعیت علمی عالم هستی درباره‌ی این موضوع را معادل سازی کرد:

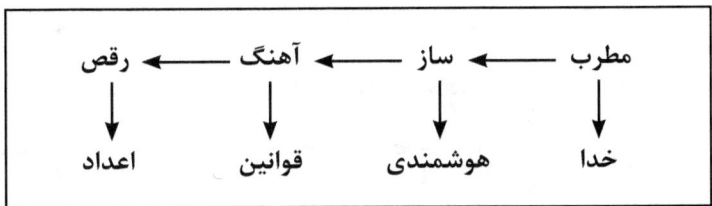

(با این که در این جا، رقص و اعداد، معادل یکدیگر معرفی شده است، در حقیقت، اشاره به آن دارد که هر حرکتی در عالم که اشیاء و امواج را ایجاد می‌کند، ناشی از قوانینی است که بر مبنای اعداد ثابتی شکل می‌گیرد.)

بر اساس این نمودار، خداوند، هوشمندی را (که معادل ساز است) خلق کرده و از این هوشمندی، قوانین حاکم بر جهان هستی پدیدار شده است و بدین‌ترتیب، اراده‌ی خداوند بر جهان حکم فرما گشته است. پس، برگی از درخت نمی‌افتد؛ مگر در چارچوب اِذن و اجازه‌ی خداوند که همان قوانین او است. قوانین نیز اعداد را به وجود آورده و به عبارتی، جهان هستی از اعداد ساخته شده است.

اعداد متعددی، تعیین‌کننده‌ی چگونگی جهان هستی و وقایع آن هستند. به جهت وجود همین اعداد (مانند اعداد ثابت سرعت نور، ثابت پلانک، ثابت پی، ثابت نپریان، ثابت آووگادرو، ... و اعداد متغیر فاصله‌ی زمین از خورشید، شتاب جاذبه‌ی زمین و ...) است که ما هم اکنون می‌توانیم روی کره‌ی زمین زندگی کنیم. حتی تغییری جزئی در هر یک از این اعداد، بود و نبود ما را رقم می‌زند و هر تغییری در آن، می‌تواند مرگ و زندگی انسان را تعیین کند.

بلی؛ چنین دقتی در اعداد و نواختن چنان آهنگ موزونی، جز از خداوند بر نمی‌آید. فقط عارف است که می‌تواند صدای این آهنگ را با گوش جان بشنود و از آن خبر دهد؛ اما کسی که چنین آهنگی را نشنیده باشد، طبیعی است که آن را انکار و تکفیر کند؛ هر چند که به گونه‌ی عقلانی، درباره‌ی توانایی خداوند صحبت‌ها و قلم فرسایی‌ها می‌کند.

عارف پی برده است که ناموزونی نوای ساز وجودی انسان که نشان می‌دهد این ساز از کوک اصلی خارج شده است، بر اثر حرکت‌های غلط خود او می‌باشد و از این رو، عارف به‌دنبال آن است که مطرب یک‌بار دیگر، ساز وجود ما را کوک کرده و از ناموزنی برهاند.

بیا مطربا، ساز کن چنگ را　　به نالش درآر آن پُر آهنگ را

بیا مطربا، ساز کن پرده را　　بسوز این دل عشق پرورده را

«امیرخسرو دهلوی»

خداوند که بی‌نظیرترین قطعه‌ی خود را نواخته و اثری شکوهمند را به جا گذاشته است، با ساز حیرت‌انگیزش، نوای عشق را برای انسان به اجرا درآورده است.

مطرب عشق، عجب ساز و نوایی دارد　　نقش هر نغمه که زد، راه به‌جایی دارد

«حافظ»

از سوی دیگر، چنان که اشاره شد، جهان هستی، از «حرکت» آفریده شده است و آن‌چه که از حرکت ایجاد شده باشد، مجازی است و در نتیجه، جهان هستی نیز مجازی است. عرفا نیز به مجاز بودن عالم هستی وقوف کامل دارند.

جز خیالی چشم تو هرگز نبیند از جهان

از خیال جمله بگذر تا جهان آید پدید

«عطار»

در این‌جا عطار به این نکته اشاره دارد که آن‌چه در مقابل چشمان ما قرار دارد، همگی مجاز بوده و مانند خیال است و حقیقت جهان، بعد از کنار زدن این پرده‌ی خیال هویدا می‌شود که خود، موضوع قابل بحث دیگری است. در این مورد، جناب مولانا می‌فرماید:

لاجرم سرگشته گشتیم، در ضلال

چون حقیقت شد نهان، پیدا خیال

و در جایی دیگر می‌فرماید:

علمی که تو را گره گشاید، بـطلـب

زان پیش که از تو جان برآید، بطلب

آن نیست که هست می‌نماید، بگذار

آن هست که نیست می‌نماید، بطلب

در این جا، مولانا صحبت از آن دارد که عواملی مجازی، خود را به ما تحمیل کرده و به شکل «هست» ظاهر شده و جای هست حقیقی را گرفته است. او تأکید دارد که اگر این هست مجازی را کنار بگذاریم، به دنبال آن، هست حقیقی پدیدار می‌شود.

غیر خدا در دو جهان هیچ نیست   **هیـچ نگو غیـر که آن هیچ نیست**

ایــن کمـر هستی مـوهـوم را   **چون بگشایی، به میان هیچ نیست**

«مولانا»

سایر عرفای مسلمان ایران نیز، این نظر را داشته‌اند:

مبین ای اوحـدی غیر از خدا هیــچ   **که چون واقف شوی غیراز خدا نیست**

«اوحدی مراغه‌ای»

شاه نعمت‌الله ولی، در تعریفی که از «عالَم» ارائه داده است، آن را نقش و خیالی خوانده و تأکید دارد که معنی اصلی این قضیه را محققان می‌دانند؛ زیرا افراد معمولی این گفته‌ها را فقط به این معنی دانسته‌اند که دنیا ارزشی ندارد و زود گذر است و نباید به آن دل بست:

نقشی و خیالی است، که عالم خوانند

معنـی سخن، محققان مـی‌دانـند

«شاه نعمت‌الله ولی»

و :

نقـشی اسـت خیـال عالم ای یار

خوابی است، تو هم به خـواب دریاب

«شاه نعمت‌الله ولی»

شیخ محمود شبستری نیز به روشنی، به «وهم» بودن این جهان، اشاره دارد:

تو در خوابی و این دیدن، خیال است

هـر آن‌چه دیده‌ای از آن، مثال است

بــه روز حشـر، چـون گردی تو بیدار

ببینی کین همه، وهـم اسـت و پندار

ما انسان‌ها مانند کسی هستیم که در خواب به سر می‌برد و در روز محشر که این پرده‌ی «وهم» بیفتد، متوجه خواهیم شد که آن‌چه می‌دیدیم و حقیقت می‌پنداشتیم، وهم و پندار و خیالی بیش نبوده است و شرمنده و خجالت زده کسی است که اسیر این مجاز بوده و به ماهیت اصلی آن پی نبرده است.

فردا که پیشگاه حقیقت شود پدیـد

شرمنده رهروی که نظر بر مجاز کرد

«حافظ»

در واقع، هر یک از ما که حقیقت عالم هستی را نبیند، مجاز باز است و یا به تعبیر برخی دیگر از عرفا، اهل مجاز به شمار می‌رود و در مجاز غرق شده و فریب آن را خورده است؛ همان مجازی که خود را به‌جای حقیقت، به چشمان ما تحمیل کرده است.

رمـز خـلقـت، بــه ما نگفت کسی

ایـن حقیقت، مـپرس ز اهـل مجاز

«پروین اعتصامی»

اهل مجاز، از روزی آسمانی اهل حقیقت (عارفان) نیز بهره‌ای ندارند:

دانی ز چه روست، توبه ناکـردن من

زیرا که حرام نیست، می‌خوردن من

بر اهل مجاز است، به تحقیق حرام

می‌خوردن اهل راز، بر گـردن مـن

«خیام»

(مِی خوردن = نوشیدن از شراب آگاهی و وحدت الهی)

ب) اهل مجاز

اهل مجاز کسانی هستند که دنیای مادی را «حقیقت» می‌پندارند؛ سخت به آن سرگرم شده‌اند و این را نمی‌دانند که به چه منظوری، روی زمین آمده‌اند و باید به درک چه چیزی نایل شوند.

جهان هستی، همانند عکسی از روی خداوند است که در آینه‌ی هستی انعکاس یافته است. بنابراین، آنچه که مشاهده می‌کنیم، تجلی الهی محسوب می‌شود و هر سو نگاه می‌کنیم، پرتو روی اوست:

أینما تولّوا فثمّ وجه الله. (بقره: ۱۱۵)

کعبه‌ام بر لب آب، کعبه‌ام زیر اقاقی‌هاست؛

کعبه‌ام مثل نسیم، می‌رود کوه به کوه؛ می‌رود دشت به دشت؛

حجرالاسود من، روشنی باغچه است.

«سهراب سپهری»

و

ما در پیالــه، عکــس رخ یــار دیده‌ایم

ای بــی‌خبــر ز لــذّت شُــرب مــدام ما

«حافظ»

و

عکــس روی تــو چو در آینه‌ی جام افتاد

عارف از پرتو مــی، در طمــع خــام افتــاد

حُسن روی تو به یک جلوه که‌در آینه کرد

این همه نقش در آیینــه‌ی اوهــام افتــاد

این همه عکس می و نقش مخالف که نمود

یک فروغ رُخ ساقی است که در جام افتاد

«حافظ»

زمانی که راجع به حقیقت صحبت می‌کنیم، باید مشخص شود که منظور ما از حقیقت، در کدام سطح است. برای مثال، زمانی که هر یک از ما در جلوی آینه ایستاده‌ایم، در مقابل تصویر در آینه، حقیقت داریم و آن‌چه که در آینه وجود دارد، مجاز می‌باشد. در عین حال، آینه، فرد مقابل آن و تمام جهان هستی، در مقابل شعور کیهانی، «مجاز» است و شعور کیهانی، «حقیقت» به شمار میرود و زمانی که شعور کیهانی را با سطح بالاتر یعنی با خداوند مقایسه کنیم، شعور کیهانی مجاز و خداوند، حقیقت محض است.

$$\frac{\text{حقیقت}}{\text{مجاز}} = \frac{\text{من}}{\text{تصویر من در آینه}} = \frac{\text{شعور کیهانی}}{\text{جهان هستی}} = \frac{\text{خداوند}}{\text{شعور کیهانی}}$$

در نتیجه، فقط یک حقیقت مطلق وجود دارد و غیراز آن، همه چیز مجازی است.

کل شی هالک الاّ وجهه (قصص:۸۸)

در این نمودار، واژه‌های به کار رفته در دنیای عرفان و معادل هر یک از آنها (از منظر عرفان کیهانی) قید شده است.

ساقی	خُم	ساغر	می
	کوزه	پیاله	باده
		سبو	شراب
		جام	لعل
		آبگینه	آب انگور
↓	↓	↓	↓
خداوند	هوشمندی	آدم	آگاهی
دوست (یار)			نشاط

به می‌سجاده رنگین کن، گرت پیر مغان گوید

که سالک بی‌خبر نبود ز راه و رسم منـــزل‌هـــا

«حافظ»

از مصراع اول برداشت می‌شود چنان که پیر روشن ضمیر (آگاه) از تو می‌خواهد، زمین را از آگاهی لبریز کن؛ یعنی آگاهی‌های خود را به همه برسان.

- می: آگاهی عرفانی (معرفت)

- سجاده: سجده گاه، زمین.

سهراب‌سپهری می‌گوید:

«... قبله‌ام یک گل سرخ؛ جانمازم چشمه؛ مُهرم نور؛ دشت سجاده‌ی من ....»

ج) رندی در عرفان

همان‌طور که اشاره شد، دنیا مانند سکه‌ای است که دو رو دارد:

- واقعیت وجودی

- حقیقت وجودی

اگر انسان فقط به سمت واقعیت دنیا نگاه کند، تبدیل به انسان واقع‌نگر می‌شود و بررسی واقعیت‌ها، برای او به پدید آمدن علم و دانش، تخصص، مهارت، کسب و کار، حرفه و ... منجر می‌گردد. چنین فردی، درگیر بازی با واقعیت‌ها خواهد بود (انسان امروز در همین مرحله به سر می‌برد). اما اگر انسان فقط از بُعد حقیقت (روی دیگر سکه) به دنیا نگاه کند، دنیا را چیزی جز مجاز نخواهد دید و برای او مفهوم همه چیز از بین می‌رود و داد و ستد و خیلی از کارهای روزمره بی‌معنی می‌شود و سرانجام، باید سر به کوه و دشت و صحرا بگذارد؛ از زندگی عادی جدا شود و راه شیدایی را دنبال کند.

همان‌طور که ملاحظه می‌شود، هر یک از این دو راه به تنهایی ناقص است و هر کدام، چیزی کم دارد؛ زیرا در هر یک، انسان به هر چه که برسد، به خودی خود کامل نیست. با توضیحات ارائه شده، می‌توان «رند» را تعریف کرد.

در عرفان کیهانی (حلقه)، «رند» به کسی اطلاق می‌شود که هم به واقعیت توجه دارد و هم به حقیقت. در این عرفان، بر اساس مرام رندی، نه واقعیت فدای حقیقت می‌شود و نه حقیقت، فدای واقعیت. به بیانی دیگر، رند کسی است که در واقعیت، به‌دنبال حقیقت می‌گردد و برعکس؛ یا به عبارتی، هم قادر به دیدن واقعیت است و هم حقیقت. مطابق این نظریه، تارک دنیا شدن، پناه بردن به غار، ریاضت (به معنای سختی دادن به جسم) و ... در مرام رندی جایگاهی ندارد.

نقش و ویژگی‌های شعور حاکم بر جهان هستی

الف) جهان تک‌ساختاری

بر اساس اصل وحدت ساختاری و همان‌گونه که ثابت شد، جهان هستی مادی، از **هوشمندی (آگاهی)** آفریده شده و این هوشمندی، حرکتی اولیه را ایجاد کرده و به آن جهت داده است. حرکت اولیه نیز فضا و زمان را ایجاد کرده و به دنبال آن، انرژی به وجود آمده و با ایجاد آن، تغییراتی در فضا و زمان پدید آمده است. انرژی به دو بخش کلی **«انرژی متراکم و غیرمتراکم»** تقسیم می‌شود.

انرژی خود، فرکانس و حرکت است و چنان که گفته شد، بدون شعور و هوشمندی، حرکت نمی‌تواند هدفمند و جهت‌دار باشد. بنابراین:

انرژی در «میدان شعوری» شکل گرفته است و بدون وجود چنین میدانی، هیچ انرژی‌ای وجود نخواهد داشت. از این رو، جهان هستی مادی فقط یک بُعد دارد و آن‌چه انسان با عنوان «ابعاد» می‌شناسد (مانند فضای سه بُعدی و زمان یا بُعد چهارم)، همگی در این میدان شعوری معنا می‌یابد و در واقع، در این میدان شعوری شکل گرفته و ایجاد شده‌اند.

عامل تغییر شکل و ماهیت انرژی، «تراکم و عدم‌تراکم» است. تغییرات ناشی از این عامل، باعث شکل گرفتن جهان هستی شده است؛ به این صورت که در هر بخش، از نظر میزان تراکم، اختلاف فازی ایجاد می‌شود که توالی در مکان و توالی در زمان را به‌وجود می‌آورد. اختلاف فاز ناشی از تراکم بین انرژی‌ها، باعث خمش‌های فضایی و جریان‌های حلقوی می‌شود که مانند گردباد عمل می‌کند و می‌توان آن‌ها را «گردبادهای کیهانی» نامید.

در محیطی که انرژی رقیق است، فضا گسترده‌تر و حس زمان، محدودتر می‌شود و برعکس. با این حساب، فضا و زمان، با یکدیگر نسبت عکس دارند. هر قدر سرعت بیشتر شود، حس زمان کوتاه‌تر می‌شود؛ هر قدر توده‌ی انرژی متراکم‌تر شود، سرعت آن کم‌تر و

باعث عدم تعادل نسبت به فضای مجاور آن می‌شود و جریان‌های گردبادی اتفاق می‌افتد که در نتیجه، باعث شکل‌گیری اجرام سماوی و کهکشان‌ها می‌گردد. در مرکز چنین توده‌هایی، انرژی متراکم‌تر است.

حداکثر تراکم انرژی، میزانی است که پس از رسیدن به آن، شیفت مجدد به ضد انرژی آغاز می‌شود و زمانی که انرژی به حداقل تراکم برسد، باز هم این روند، معکوس و حرکت به سمت متراکم شدن، شروع می‌شود تا این چرخه (سیکل) تکرار شود:

حداکثر تراکم انرژی ← انرژی ← حداقل تراکم انرژی

بنابراین، فضا و زمان متغیر است و جهان هستی، در چرخه‌ی (سیکل) دائمی انقباض و انبساط قرار دارد که پس از هر انقباض، به یک انفجـار بـزرگ (Big Bang) می‌رسد و این انفجار، آغاز انبساط برای سیکل بعدی است. با این حساب، Big Bang یا انفجارهای بزرگ زیادی اتفاق افتاده است. اکنون که جهان در حال انبساط و انرژی‌های آن، در حال رقیق شدن است، پس از رسیدن به رقیق‌ترین وضعیت، دوباره منقبض می‌شود تا به متراکم‌ترین حد برسد و تبدیل به ضد خود شود و Big Bang دیگری را ایجاد کند. انفجار بزرگی که کیهان کنونی را شکل داده است نیز این چنین حادث شده است. در پایان انبساط جهان، تمام انرژی‌ها به رقیق‌ترین میزان می‌رسد. حال آن که درست قبل از حادثه‌ی Big Bang، تمام انرژی جهان هستی به انرژی متراکم «سیاه‌چاله‌ی عظیم» تبدیل می‌شود که با نزدیک شدن به حد «**انرژی متراکم بحرانی**»، ناگهان به سمت «**انرژی رقیق بحرانی**» میل می‌کند. یعنی ابتدا انفجار بزرگ و به دنبال آن، پدیده‌ی انبساط جهان رخ می‌دهد. با گسترش محدوده‌ی این انفجار، فضا و زمان نیز تغییر می‌کند.

این امر نشان می‌دهد که قبل از انفجار بزرگ (Big Bang)، فضا به وسعت کنونی نبوده و در کوچک‌ترین اندازه و کم‌ترین میزان خود قرار داشته است. یعنی قبل از انفجار، فضایی

که اینک پیش چشمان ماست، وجود نداشته است و در چنین شرایطی، چون زمان نسبت عکس با فضا دارد، سرعت گذشت زمان بسیار زیاد بوده است (زمان بحرانی).

هرقدر سرعت توده‌ی انرژی کمتر شود، تراکم بیشتر می‌شود و بر عکس. یعنی هر قدر سرعت بیشتر شود، از تراکم آن کاسته می‌شود؛ به گونه‌ای که در سرعت نور، تراکم به حداقل می‌رسد و جرم صفر می‌شود. یعنی جرم، با میزان تراکم انرژی معادل است و اگر تراکم انرژی حداقل باشد، جرم، مساوِیِ صفر خواهد بود. حرکت هر شیء با سرعت‌های بالا (چند دهم سرعت نور یا بیشتر) باعث برخورد آن با دیواره‌ای به نام «دیواره‌ی نوری» (مانند دیواره‌ی صوتی) می‌شود. این دیواره ناشی از متراکم شدن موج است که فرکانسی برابر با بی‌نهایت پیدا می‌کند. اگر این نظریه درست باشد، هیچ چیز قادر به عبور از آن نیست و عبور از چنین دیواره‌ای، نیازمند انرژی بی‌نهایت است و به واسطه‌ی همین مقاومت، جرم آن نیز به سمت بی‌نهایت سوق می‌یابد. بنابراین، فقط انرژی غیرمتراکم می‌تواند با سرعت نور عبور کند.

ب) قوانین شعور حاکم بر جهان هستی

- جهان هستیِ مادی، از «**شعور**» آفریده شده و تمام اجزا و ذرات آن، «شعور» است.

- شعور، نه ماده است و نه انرژی؛ زیرا ماده و انرژی از شعور ناشی شده‌اند. در نتیجه، هیچ یک از تعریف‌های ماده و انرژی درباره‌ی آن صدق نمی‌کند. شعور، نه موج است و نه ذره، کمیت و جنسیت ندارد و هیچ نموداری را نمی‌توان برای آن ترسیم کرد. شعور فقط تابع کیفیت است.

- شعور، بُعد زمان و مکان ندارد و انتقال و جا به جایی آن، به زمان نیاز ندارد و تابع مکان نیست.

- شعور کل، تعیین‌کننده‌ی شعور اجزا است.

- شعور تمام اجزای عالم هستی بر یکدیگر تأثیر می‌گذارد.

- تأثیرگذاری شعور اجزا بر یکدیگر، «تشعشعاتی» است. تشعشعات شعوری، آثار شیمیایی و فیزیکی ندارد، موج و ذره ندارد و فقط تأثیر شعوری به جا می‌گذارد.

- شعورِ مجموعه‌ای از اجزا، شعور کل آن مجموعه محسوب می‌شود که بر شعور هر یک از اجزای آن مسلط است و تعیین‌کننده‌ی حرکت اجزا است.

- شعور جزء، تمام شعور کل را در خود دارد.

۳) دریافت آگاهی از شبکه‌های مثبت و منفی

علم و آگاهی

در این مبحث، ضمن تعریف علم از دیدگاه عرفان کیهانی، میزان کارآمدی آن، در پاسخ به پرسش‌های بشر، مورد ارزیابی قرار می‌گیرد تا ارزش روشن‌بینی آشکار گردد.[۸]

الف) تعریف علم

«علم»، بررسی واقعیت‌ها و یافتن علت و ارتباط بین آن‌ها می‌باشد. آن‌چه واقع شده و اتفاق افتاده است، «واقعیت» نام دارد. واقعیت‌ها از خود اثراتی برجای می‌گذارند که قابل پی‌گیری، ردیابی، آزمایش، ثبت و ضبط و تکرار است. آثار بر جا مانده از واقعیت‌ها را از نظر ردیابی، می‌توان به سه دسته‌ی کلی تقسیم کرد:

۱. واقعیت‌هایی که می‌توان آن‌ها را با حواس پنج‌گانه ردگیری کرد؛

۲. پدیده‌هایی که فقط با ابزار و لوازمی ویژه، قابل ثبت و ضبط و بررسی است؛

۳. واقعیت‌هایی که به خودیِ خود وجود دارند؛ اما هنوز کشف نشده‌اند.

از منظر بررسی علت وقوع یک واقعیت نیز، علت بعضی پدیده‌ها برای انسان معلوم و مشخص است و علت بعضی دیگر، نامشخص.

---

۸. ویراستار

در دنیای علم، نحوه‌ی استفاده و بهره‌برداری از واقعیت‌ها، به مشخص یا نامشخص بودن و علت وقوع آن‌ها بستگی دارد. در صورتی که وقوع آن‌ها و علتشان مشخص باشد، حداقل استفاده از بخشی از آن‌ها ممکن است؛ اما در وضعیتی که علتِ واقعیتی مشخص نیست، با دو حالت رو به رو هستیم: یا قادر به استفاده‌ی عملی از آن هستیم و یا این امکان را نداریم. یعنی، همیشه ندانستن علت یک واقعیت، مانع استفاده از آن نمی‌شود.

برای مثال، می‌توانیم اصول پرواز هواپیما را یادآوری کنیم که بر اساس **«اصل برنولی»** صورت می‌گیرد. این اصل به ما می‌گوید که «در جریان یک سیال، هرگاه سرعت بیشتر شود، فشار کمتر خواهد شد» و بر عکس. انسان بدون دانستن علت اصل برنولی، چند دهه است که از پرواز هواپیماها و هلیکوپترها بهره می‌برد و بی‌اطلاعی از چگونگی و علت این پدیده، مانع استفاده‌ی او نشده است و نخواهد شد.

اطلاع از آن‌چه واقعیت دارد و بهره‌برداری عملی از آن، علم محسوب می‌شود؛ خواه علت آن را بدانیم و خواه ندانیم. البته ممکن است بعضی چیزها را بدانیم ولی درصدد آزمایش آن نباشیم.

در بعضی موارد، ناشناخته بودن علت یک واقعیت، موجب اظهار نظرهای جاهلانه‌ای شده است که لکه‌ی ننگی بر دامن علم به جا گذاشته است. گزارش آکادمی علمی فرانسه از دکتر آنتوان مسمر در مورد هیپنوتیزم (مبنی بر شیادی بودن آن) و اظهار نظر در مقابل طب‌سوزنی، هومیوپاتی و .... از این نوع اظهار نظرها به شمار می‌رود.

تاریخ نشان می‌دهد که بسیاری از دستاوردهای دنیای علم، در ابتدا کاملاً غیر عادی، باورنکردنی و مخالف با دانش روز و حتی گاهی خرافی بوده‌اند. برای مثال، تا چند دهه‌ی

قبل، اگر در نقاشی‌های مذهبی، هاله‌ای دور سر قدیسان ترسیم می‌شد، از منظر دنیای علم، به طور قطعی، غیر واقعی و خرافی محسوب می‌شد؛ اما اینک با عکس‌برداری کرلیان می‌دانیم که پیرامون انسان هاله‌هایی رنگین وجود دارد. ... همچنین، اگر در گذشته گزارش می‌شد که کسی با دست کشیدن بر بدنِ فرد دیگر، او را شفا داده و درمان کرده است، جوامع علمی آن را نمی‌پذیرفتند. اما چندین دهه است که نقشه‌ی حوزه‌ی پلاریتی بدن، در یکی از دانشگاه‌های آمریکا کشف و تأثیر آن در سلامت انسان، مشخص شده است. این کشف، سبب تأسیس رشته‌ی پلاریتی‌درمانی یا نیرو درمانی شد و در سر تا سر دنیا، بسیاری از مردم با چشمان خود دیدند که عده‌ای با دست کشیدن بر سر و بدن افراد، آن‌ها را درمان می‌کنند.

در نتیجه، اظهار نظری که بر اساس بی‌اطلاعی باشد و رد بی‌دلیل یک واقعیت در دنیای علم، دلیلی بر نبودن آن واقعیت و مردود بودن مبنای علمی آن نخواهد بود و تنها با انجام آزمایش‌ها و تحقیق‌های مستند، می‌توان موضوعی علمی را رد کرد.

تمام نوآوری‌ها و تفکرهای جدید، ابتدا با اظهار نظرهای شفاهی، تحقیق نشده و غیر مستندِ دنیای علم رو به رو بوده‌اند. هر موضوع جدیدی، در عصر پیدایش خود، با برخورد غیر علمیِ بیشتر اهل علم مواجه بوده است و دانشمندان به جای تحقیق، آزمایش و توجه به واقعیت، به صرف این‌که این موضوع جدید، سابقه‌ای در علم نداشته است، آن را رد کرده و در مقابل آن، جبهه گرفته‌اند و تمام این موضع‌گیری‌ها، بعدها به رسوایی و بدنامی دنیای علم منجر شده است. برای مثال، موضع‌گیری و بیش از دو قرن مقاومت در مقابل طب هومیوپاتی، سرانجام با اثبات عملی آن پایان یافت و هومیوپاتی، امروزه در دنیا به طور کامل شناسایی و کارایی آن در بسیاری از زمینه‌های درمانی، اثبات شده است؛ حال آن‌که اگر جوامع علمی از این رشته حمایت می‌کردند، شاید امروزه می‌توانست نقش مهم‌تری را در طب، شناخت انسان و درمان بیماری‌ها بازی کند؛ اما مقاومت‌های صورت گرفته، بی‌گمان آن را به تأخیر انداخته است.

در دنیای علم، با ایده‌های نو مقابله‌ی نامناسبی انجام می‌گیرد. به این‌صورت که اهل علم، ابتدا می‌شنوند و منکر می‌شوند و تا جایی که بتوانند در مقابل آن، ایستادگی و کارشکنی می‌کنند؛ اما به محض این‌که از جبهه‌گیری در مقابل آن، عقب نشینی شد، بلافاصله موضع خود را تغییر می‌دهند؛ کار را به دست می‌گیرند و جنبه‌ی آکادمیک به آن می‌بخشند و چنان وانمود می‌کنند که گویی کاشف آن بوده‌اند.

برای مثال، در دنیای علم، طب سوزنی ابتدا شیادی تلقی می‌شد؛ اما پس از آن‌که مقاومت در مقابل کاربردهای عملیِ آن ناممکن شد، به میدان علم راه یافت و اهل علم، سر رشته‌ی کار را به دست گرفتند و طب سوزنیِ الکترونیک را ایجاد کردند که در آن، با استفاده از الکترودها، نقاط مورد نظر را می‌یابند و کارهای درمانی لازم را روی آن انجام می‌دهند. بدین ترتیب، آن‌ها فراموش کردند که تا چند دهه‌ی اخیر، این رشته را مسخره می‌کردند و آن را شیادی می‌دانستند و به روی خود نمی‌آورند که درباره‌ی آن، چه می‌گفتند.

همین رویکرد مقابله، در قبال هیپنوتیزم هم وجود داشت؛ اما امروزه در دنیای علم، رشته‌ی «هیپنوتراپی» به‌وجود آمده است و گزارش‌ها و اخبار افتخارآمیزی از آن ارائه می‌شود؛ اما هرگز بیانیه‌ای مبنی بر عذرخواهی از مرحوم «آنتوان مسمر» صادر نشده است.

دنیای علم باعث شد «دکتر ساموئل هانمان»، ارائه‌دهنده‌ی تئوری و عمل هومیوپاتیِ نوین، در فقر، فلاکت و بیچارگی دنیا را ترک کند. هرچند مدعیان علم، پس از پی بردن به اهمیت این کار، از او تجلیل کردند و پس از نبش قبر، وی را با شکوه تمام در پاریس دوباره به خاک سپردند و لااقل در این مورد، رسوایی خود را پذیرفتند؛ اما دیگر چه سود؟!

بار سنگین این فجایع در دنیای علم، به دوش چه کسانی است؟

بی‌تردید، مسئولیت آن بر دوش کسانی است که به نام علم، به علم و بشر خیانت کرده‌اند و خواهند کرد.

ب) تجربه، علم و سؤال

شناخت، فهم و درک انسان، محصول مثلث تجربه، علم و سؤال است (شکل ۱۴). در ابتدای زندگی انسان، کدام یک از این سه، قبل از دیگری وجود داشته و مورد استفاده و بهره‌برداریِ او قرار گرفته است؟

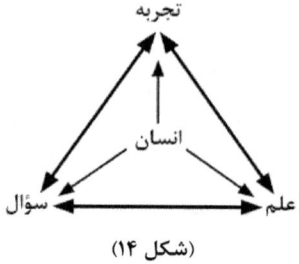

(شکل ۱۴)

ممکن است به نظر برسد «تجربه، اولین چیزی بوده است که انسان در ابتدا با آن برخورد کرده و آن را شناخته است». اما با این که ما همواره از تجربه برخوردار بوده‌ایم، برای این که یک تجربه، منجر به کسب اطلاعات و شکل‌گیری دانش شود، وجود یک پردازشگر لازم است. انسان باید به پردازشگری مجهز باشد تا بتواند، فرایندهای فکری لازم را درباره‌ی رویدادها دنبال کند و سرانجام، آن را به نتیجه‌ی مشخصی برساند که بتوان آن را تجربه نامید. خود این سیستم پردازشگر، نیازمند علم است و بدون علم، هیچ پردازشگری نمی‌تواند تجربه را ثبت و ضبط کند.

بهره‌برداری از تجربه، نیازمند علم است؛ اما قبل از پیدایش علم، باید مجهولاتی در ذهن انسان وجود داشته باشد که با پاسخ به آن‌ها، علم و دانشی ایجاد شود. زیرا بدون سؤال، علم به وجود نمی‌آید. پس قبل از رسیدن به علم، انسان باید با سؤالاتی برخورد کرده باشد تا با یافتن پاسخ آن‌ها، علم حاصل شود. در واقع، بدون سؤال، جوابی وجود ندارد که تبدیل به علم شود. اما پاسخ به سؤال نیز نیازمند وجود علم است؛ یعنی تا علم نداشته باشیم، نمی‌توانیم

به سؤالات، پاسخ دهیم.

از طرف دیگر، تا زمانی که انسان با چیزی برخورد نکند، سؤالی نیز مطرح نمی‌شود. برخورد با وقایع، فکرهایی را به ذهن انسان می‌رساند که باعث طرح سؤال می‌شود. خلاصه این که تا تجربه نباشد، سؤالی نیز پیش نمی‌آید.

بنابراین، به یک ارتباط دوری بین تجربه، سؤال و علم برمی‌خوریم که خود یک معما است؛ زیرا نمی‌توان گفت که کدام یک از سه رأس این مثلث، زودتر به وجود آمده است. تنها چیزی که می‌توان گفت، این است که انسان، موجودی است با قابلیت‌های خاص خود که از آغاز، دسترسیِ همزمان به هر سه رأس مثلث را آغاز کرده و آن‌ها را به موازات یکدیگر ارتقاء داده است و می‌دهد. این امر، منحصر به فرد بودن انسان، در میان بی‌نهایت مخلوقات روی زمین را نشان می‌دهد.

ج) علم و پاسخ به معمای خلقت

یکی از پرسش‌های مهمی که انسان پیش روی خود دارد، این است که «آیا دنیای علم می‌تواند تمام سؤالات او را پاسخ دهد و رمز و راز خلقت را بگشاید یا خیر؟». برای پاسخ به این سؤال، باید به نموداری توجه کرد که بر مبنای محور زمان و محور تعداد سؤالات بشر، ترسیم می‌شود. (شکل ۱۵)

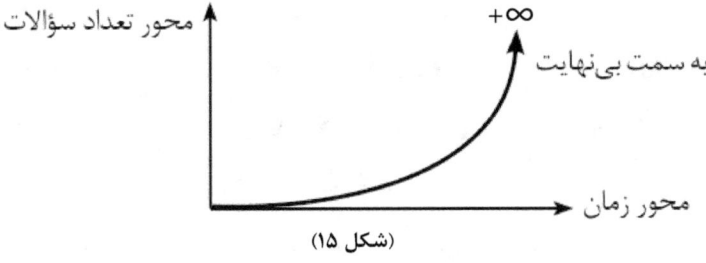

(شکل ۱۵)

انسان در ابتدا فقط چند سؤال داشته و به تدریج، هر اندازه در طول زمان جلوتر آمده

است، سؤالات او به علوم مختلف و زیرشاخه‌های آن‌ها منجر شده است که هر یک، خود به طرح سؤالات جدید انجامیده است.

بنابراین، به مرور زمان، تعداد سؤالات و شاخه‌های علمی افزایش یافته است؛ چنان که تعداد سؤالات مطرح شده در چند دهه‌ی اخیر، از تعداد سؤالات در طول تاریخ، بیشتر بوده است و در حال حاضر، چنان است که انسان هنوز به یک سؤال پاسخ نداده، صدها سؤال دیگر در قالب شاخه‌های علمیِ جدید در ذهن او مطرح می‌شود. به این ترتیب، در مدتی اندک، انسان به مرزی خواهد رسید که می‌توان آن را مرز «**بحران سؤال**» نامید. در این مرز بحرانی، نسبت تعداد سؤالات جدید به جواب‌های موجود (علم)، روز به روز بیشتر می‌شود و به سمت بی‌نهایت میل می‌کند؛ به عبارتی:

$$\text{بی‌نهایت} = \frac{\text{تعداد سؤالات جدید}}{\text{تعداد جواب‌ها}}$$

در این مرز، معلوم خواهد شد که علم هرگز نمی‌تواند وضعیتی را پیش آورد که روزگاری، انسان بگوید: «به جواب تمام پرسش‌هایم رسیدم». عرفا به این موضوع واقف هستند و با وجود این که اغلب آن‌ها از علمای زمان خود می‌باشند، از علم ابراز نا امیدی کرده‌اند. آنها اذعان می‌کنند که علم نمی‌تواند به معمای هستی پاسخ دهد.

حدیث مطرب و می‌گوی و راز دهر کمتر جو

که کس نگشود و نگشاید به حکمت این معما را

«حافظ»

و

طاق و رواق مدرسه و قال و قیل علم   در راه جام وساقی مه رو نهاده‌ایم

«حافظ»

و

خرده کاری‌های علــم هندسه ‌‌ یا نجوم و علم طــب و فلسفه

که تعلق با همیـن دنیاستش ‌‌ ره بــه هفتم آسمان بر نیستش

«مولانا»

و

تــا بدانجا رسیــد دانــش من ‌‌‌‌‌‌‌‌‌‌‌‌‌‌‌‌‌‌‌‌‌‌‌‌‌‌‌‌‌‌‌‌ کــه بدانــم همی کــه نادانــم

«کیکاووس بن قابوس»

و

دل گر چه در این بادیه بسیار شتافت ‌‌‌‌‌‌‌‌‌‌‌‌‌‌‌‌‌‌‌‌‌‌ یک موی ندانــست ولی موی شکافت

گــرچــه ز دلم هزار خــورشید بتافت ‌‌‌‌‌‌‌‌‌‌‌‌‌‌‌‌ آخر بــه کمــال ذره‌ای راه نیــافت

«ابن سینا»

سهراب سپهری نیز ما را به اردو زدن پشت حصار دانایی دعوت می‌کند؛ زیرا به خوبی پی برده بود که دانایی ما راه به‌جایی نمی‌برد و برای مثال، راز گل سرخ را با این محدوده‌ها نمی‌توان شناسایی کرد:

کار ما نیست شناسایی راز گُل سرخ،

کار ما شاید این است که، در افسون گل سرخ شناور باشیم؛

کار ما شاید این است که، پی نیلوفر و قرن، پی آواز حقیقت بدویم؛

پشت دانایی، اردو بزنیم.

د) روشن‌بینی

«**روشن‌بینی**» یعنی روشن دیدن و رسیدن به وضوح دید نسبت به جهان هستی و

فلسفه‌ی خلقت،[۹] برای درک این که از کجا آمده‌ایم؟ به چه منظوری آمده‌ایم؟ به کجا می‌رویم و چه هدفی را دنبال می‌کنیم؟[۱۰]

روشن‌بینی، یعنی چشم بصیرت یافتن و رسیدن به توانایی درک معرفت و دستیابی به قابلیت خواندن کتاب جهان هستی که کتاب مبین و آیات آشکار خداوند است.

روشن‌بینی، نتیجه‌ی ارتباط و اتصال به شبکه‌ی مثبت است و چیزی نیست که بتوان بیهوده ادعای آن را داشت و نمی‌توان به زور به آن رسید. در دنیای عرفان و معرفت، با شهود و اشراق، قابل حصول است.

در بعضی از مکاتب، تبعات اتصال به شبکه‌ی منفی را **«روشن‌بینی»** می‌خوانند؛ آن را وسیله‌ی قدرت‌نمایی و اعمال برتری بر دیگران قرار می‌دهند و موجب انحراف فکری خود و دیگران می‌شوند. از جمله:

- آن‌چه که نفوذ در حریم مقدس دیگران باشد؛ مانند فکرخوانی، مسخ و ...
- آن‌چه که ستار بودن را نقض کند؛ مانند قدرت شخصیت‌خوانی، برملا کردن عیب و اسرار دیگران و ...
- آن‌چه که اختیار انسان را نقض کند؛ مانند قدرت مسخ دیگران و ...
- آن‌چه که حوادثی مانند طلسم و جادو و ... را به انسان تحمیل کند
- آن‌چه که عدالت الهی را نقض کند؛ مانند طالع‌بینی و ...
- آن‌چه که از طریق کار با «مِن دُونِ الله: غیر از خدا» به دست می‌آید؛ مانند کمک گرفتن و همکاری با روح، جن و ... به‌جای خداوند (نقض پیمان **«ایاک نستعین»**)

هشدار مهم: همه‌ی علاقمندان به کمال و تعالی، باید آگاهی لازم برای تشخیص کمال

---

۹ . یکی از دعاهای مشهور پیامبر اسلام، حضرت محمد(ص): اللهم ارنا الأشیاء کما هی (خداوندا! همه‌ی اشیاء را آنچنان که هست، به ما نشان بده [یعنی ما را به رؤیت حقیقت هر چیز برسان]).

۱۰ . امام علی (ع): «خدا رحمت کند کسی را که بداند از کجا آمده است؛ در چه وضعیتی قرار دارد و به کجا خواهد رفت».

و قدرت را داشته باشند و تفاوت آن‌ها را به‌خوبی بدانند تا به دام شبکه‌ی منفی اسیر نشوند که رهایی از آن، کاری بسیار دشوار است.

شبکه‌های مثبت و منفی

حرکت انسان به سمت کمال، تحت تأثیر دو شبکه قرار دارد: **شبکه‌ی مثبت و شبکه‌ی منفی.**

شبکه‌ی مثبت، تمام اطلاعات و آگاهی‌های لازم در جهت رسیدن انسان به کمال را در اختیار او قرار می‌دهد و شبکه‌ی منفی، تمام اطلاعات و آگاهی‌هایی را که باعث انحراف انسان می‌شود و او را از مسیر کمال دور می‌کند، در اختیار وی می‌گذارد.

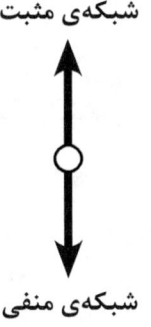

اگر چنین نیروی بازدارنده‌ای (شبکه‌ی منفی) وجود نداشت، حرکت به سمت کمال، فاقد ارزش می‌شد؛ زیرا برای رسیدن به آن، دیگر نیازی به صرف نیرو و راه‌کارهای مناسب نبود. پس انسان، همواره خود را در مقابل دو نیرو و کشش می‌بیند که در یکی، کشش روحانی و معنوی و کمال‌جو و در دیگری، نیرویی ضدکمال در جریان است.

آگاهی‌های مثبت و منفی

هر انسانی در هر لحظه، دارای بازتابی وجودی است که نتیجه‌ی پندار و گفتار و کردار اوست و می‌تواند مثبت یا منفی باشد. این بازتاب، به عالم بالا انعکاس می‌یابد و از یک فیلتر که وسع فرد را می‌سنجد[۱۱]، عبور می‌کند تا بر اساس عدالت، بازتاب متناسبی (مثبت یا منفی) برای آن تعیین شود و از طریق شبکه‌های مثبت و منفی محقق گردد.

به این ترتیب، دو شبکه‌ی مثبت و منفی (به عنوان کارگزاران الهی)، با بازتاب دادن اندیشه، کلام و عمل هر فرد، نقش خود را در هدایت یا گمراهی او ایفا می‌کنند. برای مثال، طبق این آیه‌ی قرآن کریم که «**وَمَنْ یَعْشُ عَنْ ذِکْرِالرَّحْمَنِ نُقَیِّضْ لَهُ شَیْطَاناً فَهُوَ لَهُ قَرِینٌ**: هرکس از رحمانیت الهی غافل شود، بر او شیطانی می‌گماریم که با او همراه و رفیق باشد»[۱۲]، اگر فرد رو به خدا نداشته باشد، شبکه‌ی منفی وارد عمل می‌شود تا او را به نتیجه‌ی منفی رویکردش برساند.

بازتاب هر ویژگی و رفتاری، در وهله‌ی اول، تشدید همان ویژگی و رفتار در فرد است و در وهله‌ی دوم، آگاهی مثبت و یا منفی است که باعث هدایت و یا گمراهی وی می‌شود. برای مثال، در گذر زمان، احتمال خسیس‌تر شدن انسان خسیس، بیشتر از کم شدن خساست او می‌باشد و یا انتظار می‌رود شخص بدجنس، همواره بدجنس‌تر و فرد آگاه، به مرور، آگاه‌تر گردد. بر همین اساس، از طریق شبکه‌های مثبت و منفی، ترتیب گمراهی یا هدایت انسان داده می‌شود.[۱۳]

در این شکل ساده، رابطه‌ی انسان، خدا و شبکه‌ها نشان داده شده است:

---

۱۱ . «لا یکلّف الله نَفساً اِلاَّ وُسعَها»: هیچ‌کسی تکلیف ندارد مگر به اندازه‌ی وسع خود. (بقره:۲۸۶)

۱۲ . الزخرف:۳۶

۱۳ . ... فَاِنَّ اللهَ یُضِلُّ مَنْ یَشاءُ وَ یَهدی مَنْ یَشاء ...: پس همانا خدا هر که را بخواهد، گمراه می‌کند و هر که را بخواهد، هدایت می‌کند. (فاطر: ۸)

خدا
قیاس وُسعِ فرد فرد
شبکه‌ی منفی
شبکه‌ی مثبت
بازتاب
انسان
فیلترهای شبکه‌ی مثبت
تشدید حالات منفی
تشدید حالات مثبت
ناقض عدالت نباشد
ناقض ستارالعیوب نباشد
ناقض کمال نباشد
ناقض اختیار نباشد
...
آگاهی منفی:
دانش قدرت‌نمایی، خودنمایی،
کسب تفوق و برتری نسبت به
دیگران، رسیدن به منافع و
اهداف دنیوی و منافع شخصی
آگاهی در جهت منفی
چگونگی رسیدن به قدرت:
قدرت نفوذ در دیگران
قدرت فکرخوانی
قدرت دیدن آینده
قدرت شخصیت خوانی
...
آگاهی مثبت:
آگاهی درجهت رسیدن به شناخت،
فهم و درک کمال و پی‌بردن به
فلسفه‌ی خلقت و راز آفرینش و
یافتن ارزش وجودی خود
آگاهی در جهت مثبت
شناخت، فهم و درک کمال:
درک وحدت جهان هستی
درک انا الحق
درک جمال خداوند
درک حضور خداوند
درک هدفمندی خلقت
...

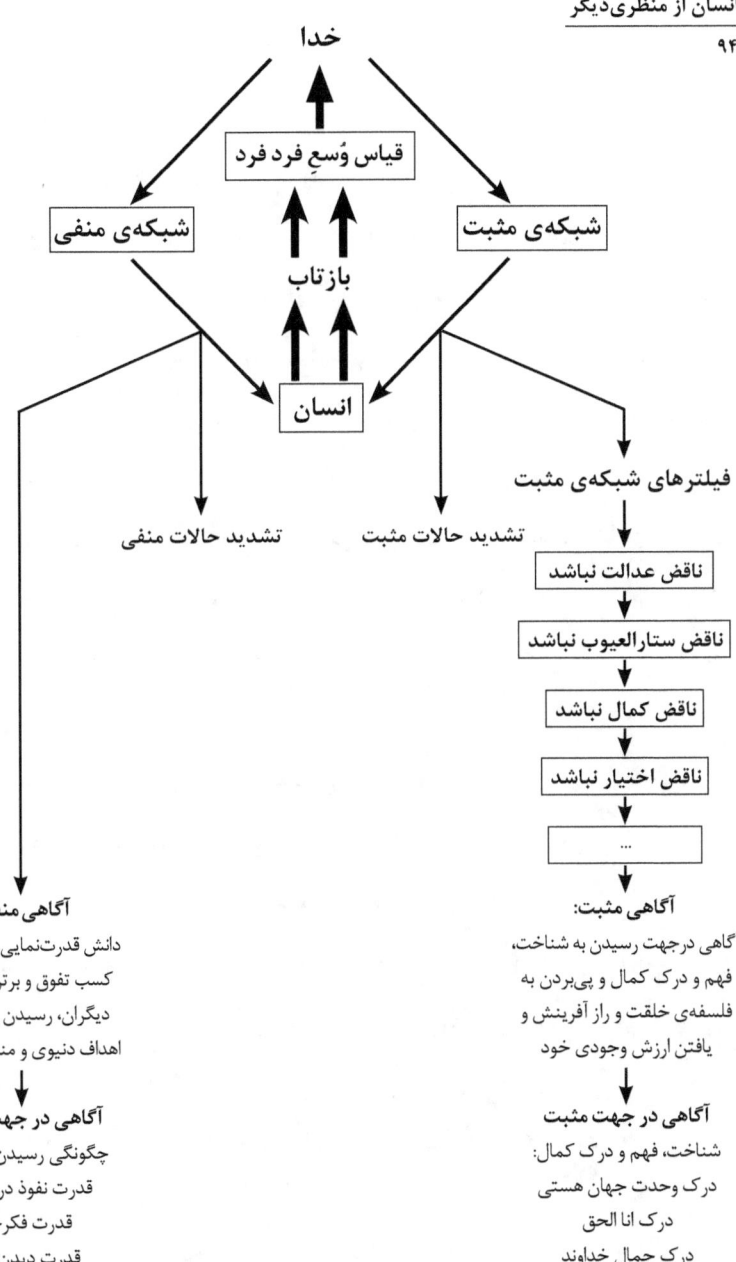

هر یک از دو شبکه‌ی مثبت و منفی، می‌تواند آگاهی‌هایی را در اختیار انسان قرار دهد که به طور کامل با هم تفاوت دارد. به طور معمول، وقتی انسان به شبکه‌ی مثبت متصل شود و در معرض آگاهی‌های این شبکه قرار گیرد، شبکه‌ی منفی نیز برای فرد، اقدام به ایجاد اتصال کرده و دریچه‌ی آگاهی‌های منفی را به روی او باز می‌کند (مانند فکرخوانی، نفوذ در افراد، آینده‌بینی و...).

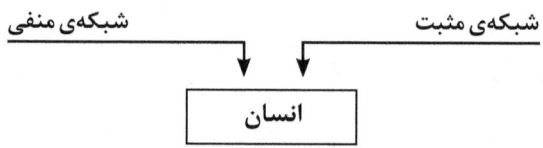

الف) فیلترهای دریافت آگاهی از شبکه‌ی مثبت

آگاهی‌های دریافت شده از دو شبکه‌ی مثبت و منفی، ویژگی‌هایی دارد که در صورت آشنایی با فیلترهای شبکه‌ی مثبت، می‌توان به مهم‌ترین آنها دست یافت:

- فیلتر آگاهی‌های ناقض عدالت

شبکه‌ی مثبت، هرگز آگاهی‌هایی را که موجب نقض عدالت الهی شود، در اختیار انسان قرار نمی‌دهد. برای مثال، اگر آگاهی در مورد سؤالات امتحانی باشد و آنها را فاش کند (در اختیار فرد بگذارد)، نقض عدالت شده است و به طور قطعی، شبکه‌ی مثبت این کار را انجام نخواهد داد. پس اگر کسی توانست مانند چنین اطلاعاتی را به دست آورد، مشخص است که آن را از شبکه‌ی منفی دریافت کرده است.

- فیلتر آگاهی‌های ناقض ستار بودن

شبکه‌ی مثبت، ستار العیوب است و عیب همگان را می‌پوشاند. بنابراین، غیر ممکن است که اطلاعات مربوط به شخصیت و معایب افراد را در اختیار کسی قرار دهد. پس اگر فردی، چنین آگاهی‌هایی دریافت می‌کند که مربوط به شخصیت دیگران است و می‌تواند با این اطلاعات، عیب کسی را دریابد و یا درون کسی را ببیند، به طور قطعی و به یقین، این

آگاهی از شبکه‌ی منفی است.

(فقط خداوند است که از درون افراد خبر دارد (اِنَّ الله علیم بذات الصدور)[۱۴]. به همین دلیل است که قضاوت در مورد انسان‌ها به طور مطلق، مختص خداوند است و همه‌ی قضاوت‌های انسانی، سطحی و ناقص است.)

– فیلتر آگاهی‌های ناقض اختیار انسان

فلسفه‌ی خلقت انسان، بر مبنای دستیابی او به کمال طراحی شده است. عاملی که این هدف را تحقق می‌بخشد، اختیار انسان است. بدون وجود اختیار، هیچ مسئولیتی متوجه انسان نیست. پس اگر اختیار انسان مختل و مخدوش شود، نقشه و طرح عظیم خلقت، به طور کامل عبث و بیهوده خواهد شد. به همین دلیل، شبکه‌ی منفی از راه‌های مختلف، در صدد مخدوش کردن اختیار انسان است. یکی از این راه‌ها این است که آگاهی‌هایی را در اختیار او بگذارد که با استفاده از آن، نیازی به تفکر، تدبر و انتخاب راه نداشته باشد و بار تصمیم‌گیری از دوش او برداشته شود. از آن‌جا که انسان نیز به شدت تمایل به حفظ منافع شخصی و راحت‌طلبی دارد، در نتیجه، بسیار مایل است عواملی مانند طالع‌بینی و … در کنار او باشد که همه‌ی راه‌ها را به وی نشان دهد؛ زحمت تفکر، تحقیق و بررسی را از گردن او ساقط کند و در ضمن، تضمین‌کننده‌ی منافع شخصی نیز باشد. در این راستا، شبکه‌ی منفی، خدمات گسترده‌ای را ارائه می‌دهد تا بتواند از وی، موجودی بی‌اراده و عروسک خیمه‌شب‌بازی بسازد و او را از درون، تهی و خالی کند.

شبکه‌ی مثبت، آگاهی‌ها و راهنمایی‌های کلی مورد نیاز مسیر کمال را در اختیار انسان قرار می‌دهد و تصمیم‌گیری و انتخاب راه در هر لحظه را بر مبنای اختیار فردی، به خود انسان واگذار می‌کند و این‌که انسان، چه چیزی بخرد یا بفروشد؛ با چه کسی ازدواج کند؛ آیا همسرش را طلاق بدهد یا خیر و سؤال درباره‌ی دو راهی‌هایی مانند این‌ها را، پاسخ نخواهد گفت. زیرا

---

۱۴. آل‌عمران: ۱۱۹

که بر سر همین دو راهی‌ها است که انسان آزمایش می‌شود و در اصل، زندگی، متشکل است از بی‌نهایت دو راهی، از انتخاب یک جفت کفش تا انتخاب همسر و ... . حال، اگر قرار باشد به ما بگویند که چه بخر و چه بفروش و ...، آن گاه نقش انسان در این میانه چه خواهد بود؟

از طرف دیگر، از دید ناظری که در جهان تک قطبی قرار دارد، بُعد زمان و مکان وجود ندارد. برای او، گذشته و آینده معنا ندارد و جهان هستی، در صفر ثانیه به وجود آمده و پایان پذیرفته است. از این رو، هم اکنون اطلاعات گذشته، حال و آینده‌ی جهان در آن جا نزد او (در جهان تک قطبی) موجود است. مطابق این نظریه، سرنوشت انسان مشخص است؛ ولی به او تحمیل نشده و آن‌چه وجود دارد، نتیجه‌ی اختیار وی است. در نتیجه، انسان، بی‌اراده و عروسک خیمه شب بازی به حساب نمی‌آید.

ب) نحوه‌ی تشخیص آگاهی‌های شبکه‌ی مثبت و منفی

بسیاری از قدرت‌هایی که انسان به آن‌ها دل بسته است و به شدت دنبال می‌کند و برای به دست آوردنش سال‌ها وقت سپری می‌کند، اهدایی شبکه‌ی منفی می‌باشد و محال است که شبکه‌ی مثبت، حتی یکی از آن‌ها را در اختیار اشخاص بگذارد؛ زیرا نقض‌کننده‌ی ستار بودن، عدالت، اختیار انسان و ... است. به هر حال، شبکه‌ی مثبت فقط آگاهی‌های کمال را در اختیار انسان می‌گذارد و نه چیز دیگری را. بدون شک، یکی از شیرین‌ترین تجارب در دنیای عرفان، دریافت آگاهی و پر شدن خلأ ناآگاهی، با آگاهی ناب الهی است که خود، لذتی غیر قابل توصیف دارد و می‌تواند انسان تشنه را سیراب کند. اما گاهی این تشنگی به قدری زیاد است که امکان دارد او هر جامی را با هر محتوایی سر بکشد؛ بدون توجه به این‌که این شراب اهدایی، ممکن است از شبکه‌ی منفی باشد.

تمام اطلاعات ماورایی که انسان به دست می‌آورد، یا از شبکه‌ی مثبت است و یا از شبکه‌ی منفی.

اطلاعات شبکه‌ی مثبت، انسان را در جهت کمال هدایت می‌کند و راه رسیدن به وحدت با جهان هستی را برای او فراهم می‌سازد. از پیامدهای این هدایت، رسیدن به شادی درونی، آرامش و ... است. اطلاعاتی که در جهت خودنمایی و منافع شخصی، نحوه‌ی تسلط و نفوذ در دیگران و فکرخوانی است و نیز، تمام اطلاعاتی که نقض کننده‌ی عدالت الهی، اختیار انسان و ستارالعیوب بودن پروردگار باشد و باعث بر هم زدن امنیت خصوصی دیگران شود و ایجاد کثرت کند، از شبکه‌ی منفی است و شبکه‌ی مثبت، هرگز چنین اطلاعاتی را در اختیار افراد قرار نمی‌دهد.

از پیامدهای استفاده‌ی دانسته یا ندانسته از اطلاعات شبکه‌ی منفی، رسیدن به اضطراب و نا آرامی، افسردگی، نا امیدی، غم‌و اندوه، احساس تنهایی و ... است. گذشته از این موارد، تمام اطلاعاتی که در انسان، ایجاد ترس و وحشت، دلهره و اضطراب، یأس و نا امیدی، غم و اندوه و افسردگی و ... کند (چه در خواب و چه در بیداری)، به‌طور قطعی، از شبکه‌ی منفی است.

آگاهی‌های صادره ازشبکه‌ی مثبت	آگاهی‌های صادره از شبکه‌ی منفی
- آگاهی‌های مربوط به فلسفه‌ی خلقت، هدف آفرینش و نحوه‌ی رسیدن به کمال - نحوه‌ی حل تضاد و رسیدن به وحدت - نحوه‌ی رسیدن به ادراک کمال - درک وحدت جهان هستی - درک اناالحق - درک جمال خداوند - درک هدفمند بودن خلقت انسان - درک حضور خداوند - ایجاد امید، آرامش، امنیت، شادی - ...	- آگاهی‌های مربوط به کسب قدرت و کسب برتری نسبت به دیگران - آگاهی جهت کشف عیب دیگران و شخصیت آن‌ها و ترغیب برای قضـــاوت در مورد افراد و قرار گرفتن در فاز منفی و سوق پیدا کردن به سمت عالم کثرت - آگاهی جهت رسیدن به قدرت، مانند فکرخوانی، آینده بینی، نفوذ در دیگران - آگاهی‌های تقویت من و منیّت - احساس ناامیدی، ترس، اضطراب، تنهایی، غم، افسردگی و ... (چه در بیداری و چه در خواب) - ...

عرفان کمال و عرفان قدرت

اطلاعات و آگاهی‌هایی که انسان می‌تواند به زندگی بعدی انتقال دهد، مهم‌ترین موضوعی است که در عرفان حلقه مورد توجه قرار می‌گیرد. برنامه‌ریزی برای حرکت در مسیر کمال که در دنیای عرفان به آن **سیر و سلوک** گفته می‌شود، وابسته به شناسایی مسیر است. اگر به طور دقیق اطلاع داشته باشیم که در این مسیر، چه چیزهایی مورد نیاز است، می‌توانیم ضمن صرفه‌جویی در وقت، همه‌ی آن‌چه که مورد نیاز است، تدارک ببینیم.

در همین راستا لازم است درباره‌ی زندگی‌های بعدی نیز اطلاعاتی داشته باشیم؛ زیرا اگر داشته‌های انسان را شناسایی و دسته‌بندی کنیم، می‌توانیم تشخیص دهیم که کدام یک از این داشته‌ها در زندگی بعدی کاربرد خواهد داشت. برای مثال، زندگی بعدی ما در فرا مکان ادامه می‌یابد که در آن، چارچوب مکان را از دست می‌دهیم (بر مکان مسلط می‌شویم) و قادر خواهیم بود در هر لحظه، در جایی حاضر باشیم؛ زیرا در آن زندگی، فقط بُعد زمان بر ما حاکم خواهد بود.

داشته‌های زمینی شامل دانش‌ها، قدرت‌ها، توان‌مندی‌ها، تخصص‌ها و تمام اطلاعاتی است که برای زندگی روزمره مورد نیاز است (مانند دانش اقتصاد، فن و تکنیک حسابداری، دانش طراحی ماشین، رایانه، ساختمان، هواپیما و ...) و بدون وجود آن‌ها، امکان زندگی برای انسان دشوار می‌شد. به همین دلیل، انسان، در طول عمر خود، به دنبال کسب این دانش‌ها و اطلاعات است.

اما هیچ یک از موارد ذکر شده، در زندگی بعدی کاربردی ندارد و فقط در صورتی که در این زندگی، منجر به فهم و درک کمال شود، مفید و مؤثر خواهد بود و در غیر این صورت، رنج بیهوده تلقی می‌شود. به عبارت دیگر، ما در یک بازی زمینی شرکت داریم تا بلکه با تجربه‌های ناشی از این بازی، بتوانیم به درک مظاهر گوناگون کمال برسیم. بنابراین، هیچ یک

از قدرت‌ها و توان‌هایی که بر اثر ورزش، تمرین و ممارست به دست می‌آوریم؛ مانند قدرت وزنه‌برداری، پرش، اسکی، مهارت ماشین نویسی، رانندگی، آرایشگری و ...، در زندگی بعدی به درد ما نمی‌خورد و مورد استفاده‌ای ندارد.

فقط نتایج ناشی از این تجارب است که در خدمت رسیدن ما به هدف اصلی از آمد و رفت به این جهان، قرار می‌گیرد. برای مثال، ما ورزش می‌کنیم و قدرتمند می‌شویم تا بیمار نشویم و سالم باشیم و در نتیجه، بهتر و راحت‌تر بتوانیم به چارچوب کمال بیاندیشیم و در حرفه‌ای توانمند می‌شویم تا نانی به کف آوریم و در کنار آن بتوانیم پاسخی برای کمال خود پیدا کنیم؛ زیرا که بدون چنین پاسخی، آمد و رفت ما عبث و بیهوده خواهد بود.

ابر و باد و مه و خورشید و فلک در کارند   **تا تو نانی به کف آری و به غفلت نخوری**

«سعدی»

داشته‌هایی که آن‌ها را در اصطلاح، ماورایی نام‌گذاری کرده‌ایم، شامل قدرت‌های ماورایی مانند فکرخوانی، آینده‌بینی، شخصیت خوانی و ... هستند که هیچ یک از این موارد، در زندگی بعدی، مورد استفاده‌ای نخواهند داشت؛ در حالی که برای کسب آن‌ها، سال‌های متمادی از وقت انسان هدر می‌رود.

بخش دیگری از دانش‌های ماورایی، دانش کمال است که شامل تمام آگاهی‌هایی است که در مسیر کمال به آن‌ها نیازمند هستیم (مانند درک انا الحق، درک وحدت، درک جمال الهی و ...) و همان‌گونه که بررسی خواهد شد، تنها بخشی از داشته‌های انسان را تشکیل می‌دهد که قابل انتقال به زندگی بعدی است.

همان‌گونه که به‌طور مختصر اشاره شد، هیچ یک از داشته‌های زمینی انسان، قابل انتقال به زندگی بعدی نیست. برای مثال، تسلط کامل به علم اقتصاد، حسابداری، روان‌شناسی، رایانه و ...، در زندگی بعدی هیچ‌گونه ارزشی ندارد و فاقد هر نوع کاربردی است. این داشته‌ها فقط

به عنوان واقعیت‌هایی در زندگی کنونی به‌کار گرفته شده است تا انسان، ضمن گذران زندگی، با استفاده از آن‌ها، به حقایق دیگری دست یابد.

به همین صورت، هرگونه قدرت و مهارت بدنی نیز در زندگی بعدی کاربردی ندارد؛ برای مثال، شخص وزنه برداری که وزنه‌ی چند صد کیلوگرمی را بلند می‌کند و یا ورزشکاری که چند متر رکورد پرش دارد، نمی‌توانند هیچ یک از این توانمندی‌ها را در زندگی بعدی به کار گیرند. این توانمندی‌ها در این زندگی، در خدمت کسب سلامتی و تندرستی هستند تا فرد بتواند با داشتن تن سالم و عمر طولانی‌تر، به چگونگی و راز خلقت پی ببرد و در مسیر کمال حرکت کند. همچنین، قدرت‌های ماورایی انسان نیز (مانند طالع‌بینی، فکرخوانی و شخصیت خوانی، طی‌الارض و ...) در زندگی بعدی مورد استفاده‌ای ندارند. برای مثال، طی‌الارض انسان در این زندگی، برای زندگی بعدی (به علت این‌که فاقد بُعد مکان است و جابجا شدن آنی برای همه‌ی کالبدهای ذهنی میسر است) هیچ‌گونه کارایی و ارزشی ندارد؛ درحالی که ممکن است بخش زیادی از عمر فرد، صرف به دست آوردن آن شده باشد. همچنین، دیدن آینده، خواندن فکر دیگران و ...، در زندگی بعدی، برای همه امکان‌پذیر است و این قدرت‌ها دیگر ارزشی نخواهند داشت؛ زیرا قرار است انسان در آن زندگی، تجارب ارزشمندتری را کسب کند. با این توضیحات، نتیجه می‌گیریم که هیچ نوع قدرتی برای زندگی بعدی مفید نیست.

بخش دیگر دانش‌های ماورایی، دانش کمال است که تنها سرمایه‌ای است که به زندگی بعدی انتقال پیدا می‌کند و سواد و داشته‌ی مفید ما در آن‌جا به حساب می‌آید و شامل ادراکاتی مانند درک وحدت، انا الحق و ... است که در بالا به آن‌ها اشاره شد. آگاهی‌های مربوط به این ادراکات، فقط از طریق شبکه‌ی مثبت در اختیار انسان قرار می‌گیرد.

بخش دیگر دانش‌هایی که به زندگی بعدی منتقل می‌شود، نتیجه‌ی اعمال انسان است که در خدمت رسیدن به ادراکاتی که هم اکنون توضیح داده شد، کارایی دارد. در این‌جا برای

روشن شدن نتیجه‌ی اعمال، به ذکر مثالی می‌پردازیم. فرض کنید که دانش‌آموزی تاکنون در امتحانات یک درس، صدها بار نمره‌ی صفر گرفته است. زمانی که این دانش‌آموز موفق شود از این درس، نمره‌ی بیست بگیرد، در این صورت، آیا نمره‌های صفر گذشته‌ی او اهمیتی خواهد داشت؟ و یا برعکس؛ وقتی دانش‌آموزی که همیشه از امتحان خود، نمره‌ی بیست می‌گرفته است، در نهایت، نمره‌ی صفر بگیرد، آیا دیگر اهمیتی دارد که همیشه بیست می‌گرفته است؟

در مورد اعمال انسان نیز، آنچه اهمیت دارد، ماحصل آن است؛ یعنی، **نتیجه‌ی اعمال انسان و پایان‌نامه‌ای که او برای خود از بازی دنیا می‌نویسد، دارای اهمیت است و نه خود اعمال.**

بنابراین، ماحصل همه‌ی زندگی انسان، در میزان درک او از دانش کمال و نتیجه‌گیری اعمال او خلاصه می‌شود و در میان داشته‌های ماورایی انسان که در دو دسته‌ی کلی کمال و قدرت خلاصه می‌شود، تنها دانش کمال است که ارزش پی‌گیری دارد؛ زیرا قدرت به هرگونه‌ای که باشد، زوال پذیر است و عمر انسان را بر باد می‌دهد و گاهی نیز موجب فریب می‌شود و تحت نام کرامات باعث می‌شود که ما در خدمت شبکه‌ی منفی قرار بگیریم. مولانا سخن نا به جا را به حلوا تشبیه می‌کند. در این جا می‌توان از تشبیه او برای اشاره به قدرت (که شیرین و سرگرم‌کننده است) استفاده کرد که خوراک کودکان است و توصیه می‌شود صبر کنیم و از آن بپرهیزیم تا بتوانیم به هدف اصلی خلقت انسان (که درک کمال است) دست یابیم:

گر سخن خواهی که گویی چون شکر　　صبر کن از حرص و این حلوا مخور
صبر باشد، مشت‌های زیرکان　　هست حلوا، آرزوی کودکان
هر که صبر آورد گردون بر رَوَد　　هر که حلوا خورد، واپس تر رود

«مولانا»

در عرفان کیهانی (حلقه)، «کرامات»، مجموعه‌ی آگاهی‌ها و ادراکاتی است که انسان را به کمال می‌رساند؛ یعنی در مسیر کمال از کسی پرسیده نمی‌شود که چه قدرتی دارد؛ بلکه سؤال می‌شود به چه آگاهی‌هایی رسیده و به کدام درک الهی نائل شده است.

الف) نمونه‌هایی از قدرت

قدرت نفوذ در دیگران (فکرخوانی - مسخ افراد)

حریم وجود انسان، تقدس دارد؛ زیرا تنها موجودی است که خداوند از روح خود در او دمیده است و به همین دلیل، وجود وی، خانه‌ی خدا (بیت‌الله) محسوب می‌شود. پس، هیچ کس حق تجاوز به این حریم را ندارد و محدوده‌ای است که باید با حفظ تقدس و رعایت احترام به آن نزدیک شد.

یکی از حربه‌های شیطان، شکستن تقدس این حریم است تا به بهانه‌های مختلف، مورد تجاوز قرار بگیرد. برای ترغیب به این عمل، توجیه‌های زیبایی (مانند فهمیدن مشکلات اشخاص وکمک به انسان‌ها و...) وجود دارد که شخص را آماده‌ی تجاوز به حریم شخصی دیگران و نفوذ در آنها می‌کند. پس از دست یابی به این قدرت‌ها و چشیدن طعم شیرین آنها، افرادی، جذب می‌شوند و دیگر آن را رها نخواهند کرد.

این افراد، با القاء این اندیشه که چنین قدرت‌هایی از کرامت‌های الهی است و پاک بودن ضمیر آن‌ها باعث شده است که بتوانند درون افراد را ببینند و یا در آن نفوذ کنند و ....، سرگرم یک بازی شیطانی می‌شوند که ضمن به خطر انداختن امنیت شخصی دیگران، زندگی خود آن‌ها را نیز تحت تأثیر قرار می‌دهد و به این ترتیب، آنها مشغول کاری می‌شوند که برایشان، هیچ‌گونه کمالی را به ارمغان نخواهد آورد.

نفوذ در دیگران، با **نیت‌های شیطانی** زیر صورت می‌گیرد:

۱. نفوذ به منزله‌ی تحمیل خواسته‌ی شخصی و مسخ افراد که خود به دو منظور انجام

می‌گیرد:

- نفوذ به منزله‌ی القاء افکار

- نفوذ به منزله‌ی اعمال اراده

۲. نفوذ به منزله‌ی خواندن افکار

۳. نفوذ به منزله‌ی خواندن شخصیت

قدرت خواندن شخصیت دیگران

برخی از جریان‌های فکری، در صدد تشویق انسان به نفوذ در دیگران و خواندن شخصیت آن‌ها بر می‌آیند؛ اما از آن‌جا که هر انسانی، به‌طور قطعی، اشکالات و معایب شخصیتی خاص خود را دارد، این عمل، به نتیجه‌ی زیبایی ختم نمی‌شود و فقط باعث جدایی انسان‌ها از یکدیگر و سوق دادن آن‌ها به سوی کثرت می‌گردد.

خلاصه این‌که در درون دیگران، همواره اطلاعات شخصی زیبایی برای پی بردن، وجود ندارد و ما باید همان‌گونه که خداوند با دید عیب‌پوش خود به ما نگاه می‌کند، به انسان‌ها نگاه کنیم تا در مقابل، معایب ما نیز پوشیده باقی بماند.

ب) نمونه‌هایی از ادراکات کمالی

درک انا الحق

انسان، تنها موجودی است که خداوند از روح خود در آن دمیده است (نَفَختُ فیه مِن رُوحی)۱۵ و از این نظر، بیت‌الله تلقی می‌شود. از این رو، نزدیک شدن به حریم انسان‌ها، باید با رعایت تقدس آنها صورت گیرد و هیچ انسانی، حق تجاوز به حریم دیگری را ندارد.

هر کس که به درک این موضوع نائل شود، به درک **انا الحق** رسیده است و محرم و اهل بیت‌الله محسوب می‌گردد.

---

۱۵. حجر:۲۹

محبوب، جمال خود به آدم بخشید   ســرّ حــرمش، به یار محرم بخشید

هــر نقد، که درخــزانــه‌ی عــالــم بود   سلطان به کرم، به جزء عالم بخشید

«حافظ»

درک وحدت جهان هستی

جهان هستی یک پارچه است و وحدت و یکپارچگی بر آن حاکم می‌باشد. رسیدن به درک وحدت حاکم بر جهان هستی و این‌که همه‌ی ذرات عالم، در یک پیوستگی و ارتباط تنگاتنگ نسبت به یکدیگر قرار دارند، یکی از اهداف دنیای عرفان است. هیچ جزئی نمی‌تواند بدون وجود سایر اجزا وجود داشته باشد؛ اما عارف از نقطه نظر دیگری نیز این موضوع را می‌بیند. در نگاه او، جهان هستی، تجلی و عکس روی خداوند است.

تــو آیــنــه‌ی جمــال اویــی   و آینه‌ی تو، همه جهان است

«عطار»

درک جمال خداوند

در عالم عشق، قانونی وجود دارد که میزان و ملاک ارزشمندی برای شناسایی عاشق است. این قانون، مبنی بر این است:

«عاشق نمی‌تواند در جمال معشوق، عیبی ببیند»

داستان لیلی و مجنون، به خوبی این درس را به انسان می‌دهد. زمانی که داستان این عشق بر سر زبان‌ها افتاد، هرکسی تصور می‌کرد لیلی باید بسیار زیبارو باشد که مجنون را چنین آواره‌ی دشت و بیابان کرده است. از این رو، خلیفه دستور می‌دهد لیلی را به دربار بخوانند تا او را از نزدیک ببیند و بداند این چه جمالی است که عامل چنین عشق بزرگی شده است. اما زمانی که خلیفه لیلی را ملاقات کرد، از دیدن چهره‌ی او حیرت کرد؛ زیرا در مقابل خود، دختری بسیار معمولی را دید. پس به او گفت: این تو هستی که مجنون را چنین

آواره‌ی دشت و بیابان‌کرده‌ای؛ در حالی که از سایرین زیباتر نیستی؟! لیلی در جواب خلیفه، این حقیقت بزرگ را فاش کرد که این دید مجنون است که باعث به وجود آمدن چنین عشق بزرگی شده و خالق این عشق است و دیدگان عاشق او است که نمی‌تواند عیب‌های مرا ببیند.

گفت لیلی را خلیفه، کان تویی — کز تو مجنون شد، پریشان و غوی

از دگر خوبان، تو افزون نیستی — گفت خامُش، چون تو مجنون نیستی

دیده‌ی مجنون، اگر بودی تو را — هر دو عالم، بی خطر بودی تو را

«مولانا»

کسی که نگاهی مثل نگاه مجنون داشته باشد، هر دو عالم را به راحتی طی می‌کند؛ زیرا که نمی‌تواند عیبی در آن ببیند. به بیان دیگر، عاشق در جمال معشوق، عیبی نمی‌بیند و برای عارف، عالم، جلوه‌ای از جمال معشوق است. (عارف، بیش از هر کسی زیبایی عالم را درک می‌کند.)

از سوی دیگر، عاشق به وحدت می‌رسد و غیر از معشوق خود را نمی‌خواهد؛ یعنی، عاشق، موحد می‌شود و غیر از یار خود را طلب نمی‌کند (هر که را به او نشان بدهند، باز هم نگاه او فقط به سمت معشوق خود است).

عاشق از تجربه‌ی عشق خود، به **وحدت** می‌رسد و **موحد** می‌شود. یکی از اهداف عشق زمینی، رسیدن به همین درک است:

خاموش کن و چندین، غمخواره مشو آخر

آن نفس که عاشق شد، اماره نخواهد شد

«مولانا»

درک حضور

شوق وصل در وجود عاشقان خداوند، وجدی غیرقابل تصور بر می‌انگیزد. وصل او در این

برهه از زندگی، که در مسیر «الیه راجعون» به‌سوی او می‌رویم، همان درک حضور است که انسان، بالاتر از آن را نمی‌تواند تجربه کند. پس نهایت درجه‌ی وصل در جسم، رسیدن به درک حضور اوست. [۱۶]

درک هدفمندی خلقت

در عرفان کمال، این درک حاصل می‌شود که خلقت، بر اساس نقشه‌ی هدفمندی صورت گرفته است. انجام کار عبث و بیهوده از خداوند محال بوده، خلقت با طرحی هوشمندانه و منظوری متعالی، تحقق یافته است.

۱۶ . «هو معکم أین ما کنتم»: هر جا باشید، او با شما است. (حدید: ۴)

فصل دوم

فرادرمانی

۱- انسان، بیماری و تحول

مبارزه با بیماری، یکی از مهم‌ترین مبارزه‌های انسان، در طول حیات او بر کره‌ی خاکی است و رویای پیروزی بر آن، یکی از بزرگ‌ترین رویاهای وی می‌باشد. انسان پیوسته در این اندیشه بوده است که اگر بیماری وجود نداشت، می‌توانست طعم خوشبختی را بچشید و عمر خود را به آسایش بگذراند. اما به راستی اگر انسان با مشکل بیماری دست به گریبان نبود، آیا به سعادت، خوشبختی و آرامش دست می‌یافت؟

پاسخ این سؤال مهم، منفی است؛ چرا که با اندکی دقت نظر می‌توان پی برد بیماری، تنها مانع رسیدن انسان به سعادت، خوشبختی و آرامش نیست و وجود خود اوست که به دلیل کاستی‌ها و خطاها، مانند زهری علیه خویش عمل می‌کند و آسایش و آرامش وی را به باد می‌دهد.

از بدی‌ها آنچه گویم، هست قصدم خویشتن

زان که زهری من ندیدم در جهان، چون خویشتن

«مولانا»

با حذف و از بین رفتن بیماری، نه تنها مشکلات انسان حل نمی‌شود، بلکه افزایش آن نیز احتمال می‌رود؛ زیرا بیماری، خود عامل مؤثری برای جلوگیری از بلند پروازی‌ها و

سرکشی‌های انسان است؛ همان جاه طلبی‌هایی که انسان خود شیفته را به ورطه‌ی نابودی و فلاکت می‌کشاند.

درمان بیماری‌ها، راه نجات و رهایی انسان سرگشته نیست و او به چیزی فراتر از درمان نیاز دارد؛ عاملی که بتواند باعث تحول او شود و او را از دست خویشتن نجات دهد؛ تحولی مثبت به سوی کمال که بدون آن، انسان همواره در فلاکت به سر خواهد برد.

در راستای تحقق چنین آرمانی، باید با نگرشی نو به انسان و مشکلات او نگاه کرد؛ هر راه حلی را در جهت تحول او مورد بررسی و پی‌گیری قرار داد و دریافت که خارج از این دیدگاه، راه حل‌ها تأثیر چندانی در ایجاد تحولی مثبت نخواهند داشت.

به عبارت دیگر، درمان از دید این طب مکمل، فقط وسیله‌ای است برای ایجاد تحول در بیمار و درمانگر.

روش «فرادرمانی» به عنوان راهی در جهت رسیدن به اهدافی متعالی است تا ضمن تحقق بخشیدن به امر درمان، زمینه‌ی ایجاد تحول فکری و بینشی را برای انسان فراهم کند. این شیوه، در ضمنِ درمان بیمار، توجه او را به یک مبدأ هوشمند و یک شعور لایزال جلب می‌کند تا این عمل، زمینه ساز ایجاد تحولی تعالی بخش شود. در واقع، همواره مشکل انسان، عدم آشنایی عملی با چنین منبعی بوده است.

فرادرمانی می‌تواند چنین روندی را برای بیمار فراهم کند تا با مشاهده‌ی روند هوشمندانه‌ی درمان خود (که بدون دخالت هر گونه عامل مادی و یا هر نوع مهارت‌ها و علم و دانش انسان انجام می‌شود)، خود را در مقابل قدرتی عظیم ببیند و به درک این منبع هوشمند برسد و به دنبال آن، تغییرات بینشی لازم و تحولات بعدی به‌وجود بیاید.

به همین دلیل، در این روش درمانی، حفظ اصالت چنین نگرشی، بسیار حایز اهمیت است و فرد فقط در ارتباط با شعور کیهانی قرار می‌گیرد؛ یعنی از دخالت هم زمان شیوه‌های

جانبی درمان، مانند گیاه درمانی، حجامت، ماساژ درمانی، هومیوپاتی و ... یا هر روش غیر متعارف درمانی که ذهن بیمار را از شعور الهی منحرف کند، خود داری می‌شود تا بیمار سردرگم نگردد و به شناخت هوشمندی حاکم بر جهان هستی دست یابد. در هم آمیختن انواع روش‌ها، جلال و عظمت شبکه‌ی شعور کیهانی را مخدوش کرده و بیمار را از دسترسی به آگاهی ناب و رهایی بخش محروم می‌کند و فرادرمانگر خود نیز دچار آشفتگی‌ها و به هم ریختگی‌هایی خواهد شد.

زمانی که **اتصال** به شبکه‌ی شعور کیهانی برقرار باشد، تجویزهای انسانی، میل به خودنمایی و ایجاد اختلالی، بیش نیست.

جان‌ها در اصل خود عیسی دَمند   یک زمان زخمند و گاهی مرهمند
گر حجاب از جان‌ها برخاستی   گفت هر جانی، مسیح آساستی

«مولانا»

۲- فرادرمانی

فرادرمانی، نوعی درمان مکمل است که ماهیتی عرفانی دارد و شاخه‌ای از **«عرفان کیهانی (حلقه)»** به شمار می‌آید. در این شاخه‌ی درمانی، بیمار به **شبکه ی شعور کیهانی** (شبکه‌ی آگاهی و هوشمندی حاکم بر جهان هستی: شعور الهی) متصل می‌شود و مورد کاوش **(اِسکن)** آن قرار می‌گیرد. او به دنبال این اتصال و اسکن (که از طریق علائمی مانند دیدن رنگ‌ها، نورها، احساس حرکت و جریان نوعی انرژی در بدن، گرم شدن، درد گرفتن، تیرکشیدن، ضربان، تشنج و ....، متوجه آن می شود)، از نحوه‌ی اتصال و اسکن خود گزارش می دهد. بروز علائم اسکن، اعضای معیوب و تنش دار بدن را مشخص میکند و با حذف این علائم، روند درمان آغاز می‌گردد.

منظور از **کاوش (اِسکن)**، زیر ذره‌بین قرار گرفتن وجود بیمار است که در طی آن، سابقه‌ی بیماری‌های گذشته و کنونی بیمار آشکار می‌شود و با به جریان افتادن پرونده‌ی بیماری‌ها، **بیرون‌ریزی** آغاز می‌گردد. این پرونده‌ها ممکن است مربوط به‌جسم، روان، ذهن و سایر بخش‌های وجودی بیمار باشد که باید با صبر و حوصله اجازه داده شود تا **بیرون‌ریزی** مربوط به آن‌ها خاتمه یابد و درمان اساسی، رخ دهد.

نکته‌ی مهم: بیرون‌ریزی، آشکار شدن سابقه‌ی بیماری‌ها (بیرون ریختن آن‌ها) است. سابقه‌ی بیماری‌ها ممکن است حتی متعلق به دوران جنینی یا طفولیت و بیماری‌های کنونی آشکار یا نهان فرد و همچنین، ترس‌های نهفته، گره‌ها و تنش‌های روانی، نابسامانی‌های ذهنی و ... باشد.

اسکن به صورتی همه جانبه، بر جسم، روان و ذهن فرد انجام می‌شود. در اسکن، گاه علائمی بروز می‌کند که آمادگی فرد برای ابتلا به بیماری‌هایی را نشان می‌دهد که در شرف آن است و در صورت بی‌توجهی، در آینده بروز خواهند کرد.

برای مثال، بروز لرزش می‌تواند نشانگر آمادگی فرد برای ابتلا به پارکینسون باشد و یا درد در ناحیه‌ی قلب و یا ضربان غیرعادی که در فرد سابقه نداشته است، بیانگر وجود مشکلات قلبی می‌باشد که به دنبال اسکن، بر طرف می‌شود.

در این شیوه‌ی درمان، به همه‌ی اجزای وجودی انسان توجه می‌شود و کل وجود بیمار، به طور هم زمان در ارتباط با شبکه‌ی شعور کیهانی قرار می‌گیرد تا با صلاحدید هوشمندی الهی، نسبت به رفع اختلال در اجزای مختلف آن، کارهای لازم صورت بگیرد و فرد، مراحل درمان را طی کند. نام فرادرمانی از آن‌جا بر روی این شاخه گذاشته شده است که از دیدگاهی به نام «**فراکل‌نگری**» ناشی می‌شود.

این مکتب درمانی، می‌تواند برای درمان همه‌ی انواع بیماری‌ها مؤثر باشد و درمانگر

اجازه ندارد که نوعی از بیماری‌ها را غیر قابل علاج بداند؛ زیرا درمان توسط «شبکه‌ی شعور کیهانی» انجام می‌گیرد؛ نه فرادرمانگر و برای شعور و هوشمندی کیهانی، هر نوع اصلاح و رفع هر اختلالی در وجود فرد، به آسانی امکان‌پذیر است. شبکه‌ی شعور کیهانی، مجموعه‌ی هوش، خِرد و یا شعور (آگاهی) حاکم بر جهان هستی است.

آگاهی، یکی از سه عنصر موجود در جهان هستی (**ماده، انرژی و آگاهی**) است و نظر به این‌که نه ماده است و نه انرژی، **بُعد زمان و مکان** نیز بر آن حاکم نیست و درمان به کمک آن، از راه دور و نزدیک امکان‌پذیر می‌باشد.

همچنین، آگاهی، فاقد کمیت بوده و قابل اندازه‌گیری نیست و همان‌گونه که ذکر شد، فقط با ایجاد انگیزش‌هایی در بدن بیمار، نقطه‌ی اثر آن آشکار می‌شود. بنابراین، درمانگر نمی‌تواند از بابت قدرت آن، چیزی را به خود نسبت دهد.

نکته‌ی مهم در این روش، این است که برخلاف خیلی از روش‌ها (مانند پلاریتی درمانی)، درمان نه توسط درمانگر؛ بلکه از طریق اتصال به شبکه‌ی شعور کیهانی انجام می‌شود و درمانگر، تنها نقش یک رابط را بازی می‌کند تا **«حلقه‌ی وحدت»** که حلقه‌ای بسیار هوشمند است، تشکیل و فیض رحمت عام الهی، در آن‌جاری شود و درمان صورت گیرد.

به بیان دیگر، فرادرمانی به انرژی و مهارت فرادرمانگر بستگی ندارد و برای انجام آن، نیازی به داشتن استعداد، قدرت و انرژی خاصی نیست؛ زیرا توسط هوشی بسیار برتر، هدایت و رهبری می‌شود و قابلیت‌های فردی، تأثیری در انجام آن ندارد. همچنین، در این روش، درمانگر دچار هیچ عارضه‌ای مانند خستگی و تحلیل جسمی نمی‌شود و نیازی به جبران انرژی از طبیعت و ... نخواهد داشت. در ضمن، وجود لایه‌ی محافظ، درمانگر را از خطر **«تشعشع‌شعور معیوب سلولی»** و سایر تشعشعات منفی بیمار و موجودات غیراُرگانیک محافظت می‌کند.

شرط اساسی برای نتیجه گرفتن از فرادرمانی، حضور بی‌طرفانه‌ی فرد به صورت یک **«شاهد و نظاره‌گر»** در این حلقه است. برای حضور در حلقه، به هیچ وجه، داشتن ایمان و اعتقاد نسبت به فرادرمانی لازم نیست.

فرادرمانی، برای **متحول** کردن بیمار و به عنوان یک حرکت عرفانی به کار گرفته می‌شود؛ زیرا در این مکتب، شفای جسم بدون تحولات مثبت درونی، فاقد ارزش لازم است و اتصال بیمار به شبکه‌ی شعور الهی، توجه او را به منبعی هوشمند جلب می‌کند و زمینه‌ی ایجاد تحولات درونی را برای او فراهم می‌آورد.

ساقیا بده جامی، زان شراب روحانی   تا دمی بیاسایم، زین حجاب جسمانی

«شیخ بهایی»

نکته‌ی مهم: سن، جنسیت، میزان تحصیلات، مطالعات، معلومات، تعالیم و تجارب عرفانی و فکری مختلف، استعداد و لیاقت‌های فردی و ...؛ همچنین، نحوه و نوع تغذیه، ورزش، ریاضت و ... هیچ گونه تأثیری در بهره‌مندی از شبکه‌ی شعور کیهانی ندارد؛ زیرا اتصال با این شبکه و برخورداری از آن، در اثر **فیض و رحمت عام الهی** است که بدون استثنا شامل حال همگان می‌شود.

بیا که دوش به مستی، سروش عالم غیب   نویــد داد که عام است، فیض رحمــت او

«حافظ»

در این مکتب، فرد به طور کامل، از تمام توانایی‌ها و قابلیت‌های فردی، خلع سلاح می‌شود و بدون داشتن هرگونه وسیله و روشی که بتواند آن را به خود نسبت دهد، با تفویض اتصال و لایه‌ی محافظ، اقدام به درمانگری می‌کند. در همین راستا، برای انجام فرادرمانی، از هیچ نوع تمرکز، تصور و تخیل، ذکر و مانترا، ترسیم سمبل، نماد و طلسم، تلقین و روش‌های خود هیپنوتیزم و ... استفاده نمی‌شود.

در این نوع درمان که از طریق اتصال به **شبکه‌ی شعور کیهانی** صورت می‌گیرد، فرادرمانگر فقط نقش عضوی را بازی می‌کند که وجود او، موجب تشکیل حلقه‌ای به نام حلقه‌ی وحدت (حلقه‌ی فیض الهی) می‌شود.

در این بینش، اعتقاد بر این است که انسان در این رابطه می‌تواند از توانمندی‌های معنوی بسیار زیادی برخوردار باشد که توان درمانگری یکی از آن‌ها است. از این اتصال می‌توان در شناخت گنج‌های درونی بهره‌برداری نمود و به **روشن‌بینی** رسید که به معنای روشن دیدن و اشراق (رسیدن به درک و فهم روشن از جهان هستی) است. همچنین، زمینه‌ی ارتقاء **روح فردی و روح جمعی** جامعه فراهم می‌شود که این خود می‌تواند باعث اعتلای انسان شود و از درد و رنج او بکاهد؛ زیرا درد و بیماری، شایسته‌ی انسان (به عنوان اشرف مخلوقاتی که خداوند برای خلق او به خود تبریک گفت)، نیست و تلاش برای رهایی از درد، رنج، خفت و خواری، نه تنها **کارمایی (عکس‌العمل منفی)** برای او به وجود نمی‌آورد، بلکه مهار آن، جزئی از رسالت انسان نیز هست؛ به خصوص این که علت برخی از دردها و بیماری‌ها، تنها ناشی از نحوه‌ی زندگی، طرز فکر و بینش‌های غلط و از همه مهم‌تر، دور افتادن انسان از رحمانیت الهی است.

در این مکتب، هر اصلاحی، فقط با کمک حلقه‌های رحمت عام الهی انجام می‌شود و فرد، بدون بهره‌مندی از آن، نمی‌تواند به نتیجه برسد. لذا در این رابطه، به طور کامل، خلع سلاح می‌شود و به هیچ عنوان، کاری انجام نمی‌دهد که بتواند انجام درمان را به خود منتسب کند. اثبات این موضوع، بسیار ساده است؛ زیرا همه می‌توانند تجربه کنند که بدون استفاده از این روش‌ها نیز درمان صورت می‌گیرد. بنابراین، هیچ چیزی قابل اضافه کردن به فرادرمانی نیست.

ممکن است کسانی بخواهند با اضافه کردن تشریفات، اداها، جملات، تعاریف کلی و جزئی و یا با اعلام این که یک یا چند بند از اصول فرادرمانی را قبول ندارند، برای خود ایجاد شاخه و روش کنند؛ اما با برداشتن و حذف تعریف‌های آنان و یا کم کردن الحاقات

آن‌ها، به خوبی مشاهده می‌کنیم که همچنان فرادرمانی انجام می‌شود و با وجود تغییرات وارد شده، نتیجه ثابت است. این آزمایش، بهترین روش آشکارسازی شیوه‌ی متقلبین و بدعت‌گزاران و افراد فرصت‌طلب است که برای همیشه مدیون باقی می‌مانند و عمل آن‌ها، علاوه بر عواقب آسمانی خود، همواره به عنوان خیانت در امانت، چهره‌ی زشت خود را نشان خواهد داد.

در فرادرمانی، فرادرمانگر و بیمار فقط با اتصال به شبکه‌ی شعور کیهانی و تسلیم شدن در مقابل آن، از رحمت عام الهی برخوردار و قادر به انجام درمان می‌شوند و در این رابطه، فقط نقش **شاهد** را بازی می‌کنند.

ز من بنیوش و دل، در شاهدی بند　　　که حُســنــش، بسته‌ی زیور نباشد

«حافظ»

هوشمندی، نه قابل سنجش است و نه قابل رؤیت. بنابراین، ما فقط می‌توانیم اثرات آن را در بدن متوجه شویم و گزارش دهیم. فرد درحالت اتصال، فقط شاهد و ناظر است تا مشاهده کند که هوشمندی بر وجود او چه اثری دارد و در این صورت، هیچ‌گونه مداخله‌ای در انجام کار اسکن نمی‌کند. برای مثال، کسی که زخم معده دارد، توجه خود را فقط به معده‌ی خود معطوف نمی‌کند؛ زیرا ممکن است که بیماری او روان تنی باشد و صلاحدید شعور و هوشمندی این باشد که از روان فرد، اسکن را شروع کند. پس نباید اعمال‌نظر و مداخله کرد و توجه خود را فقط به درد و عضو دردمند معطوف نمود.

از طرف دیگر، برای اطمینان از بهره‌برداری کامل از هوشمندی و این که تنها هوشمندی است که وارد عمل می‌شود، همه‌ی تخصص‌های فردی، تکنیک‌ها و ... را کنار می‌گذاریم و فقط «ناظر و شاهد» انجام امور مربوط به فرادرمانی می‌شویم. فرایند خوبی که از این رهگذر به جریان می‌افتد، **«حذفِ من»** است که در اثر آن، فرد موفق می‌شود خود را کنار بگذارد و

از مظاهر **«من و منیت»** فاصله بگیرد و این، تمرینی مقدماتی برای حذف من خواهد بود؛ زیرا ما عادت نکرده‌ایم که در امور آسمانی، تسلیم باشیم.

همچنین، آن‌چه که انسان در حلقه‌های رحمانیت الهی به دست می‌آورد، **روزی آسمانی** محسوب می‌شود و می‌تواند از آن به دیگران هم انفاق کند.[۱۷] به طور کلی، نظر به این که در فرادرمانی، مسیری عرفانی طی می‌شود، با مسائلی برخورد می‌شود که زبان خاص خود را دارد و در تئوری، مطرح و در عمل، اثبات می‌شود. **نکته‌ی مهم این است که فرادرمانی هدف نیست؛ بلکه وسیله‌ای است تا به کمک آن، به خودشناسی نائل شویم و هدف اصلی، رسیدن به کمال و ایجاد تحولات فردی است.**

۳- فراکل‌نگری

فراکل‌نگری، نگرشی بسیار کل نگر به انسان است و دیدگاهی کاملاً عرفانی به شمار می‌رود که در آن، انسان به وسعت جهان هستی دیده می‌شود؛ نه فقط مشتی گوشت و پوست و استخوان.

جهان انسان شـد و انسان جهـانـی　　　از ایـن پـاکیزه‌تـر نبـود بیـانـی

«شیخ محمودشبستری»

و

پس به صورت، عـالـم اصغـر تـویی　　　پس به معنـی، عـالـم اکبر تـویـی

«مولانا»

در این دیـدگـاه، انـسان مـتـشکل است از کالبدهای مختلف مانند: **کالبد فیزیکی، کالبد روانی، کالبد ذهنی، کالبد اختری** و کالبدهای دیگر، مبدل‌های انرژی گوناگون (که به

۱۷ . إِنَّمَا الْمُؤْمِنُونَ الَّذِينَ إِذَا ذُكِرَ اللَّهُ وَجِلَتْ قُلُوبُهُمْ وَ إِذَا تُلِيَتْ عَلَيْهِمْ ءَايَاتُهُ زَادَتْهُمْ إِيمَانًا وَ عَلَىٰ رَبِّهِمْ يَتَوَكَّلُونَ﴿﴾الَّذِينَ يُقِيمُونَ الصَّلَوٰةَ وَ مِمَّا رَزَقْنَاهُمْ يُنفِقُونَ. (انفال: ۲-۳)

اصطلاح به آن‌ها «چاکرا» گفته می‌شود)، کانال‌های انرژی مختلف (از جمله کانال‌های محدود و مسدود چهارده‌گانه در بدن که در طب سوزنی مطرح است)، حوزه‌های مختلف انرژی در اطراف بدن (مانند: حوزه‌ی پلاریتی، حوزه‌ی بیوپلاسما و نیز اجزایی مانند شعور سلولی، فرکانس مولکولی) و بی‌نهایت اجزای ناشناخته‌ی دیگر.

در بینش فراکل‌نگری، هر سلولی در رابطه با سایر سلول‌ها مورد بررسی قرار می‌گیرد؛ **جسم، روان، ذهن** و سایر کالبدهای وجودی انسان با یکدیگر در ارتباط است و صدمه دیدن هر یک از این اجزا، باعث لطمه دیدن سایر بخش‌ها نیز خواهد شد.

با داشتن چنین تصویری از انسان، تشخیص بیماری و بخش معیوب وجود او، کاری تقریباً غیر ممکن است. تاکنون در هر مکتب و شیوه‌ی درمانی، فقط از یک زاویه‌ی خاص به انسان نگاه شده و از آن زاویه، نقایص مورد شناسایی قرار گرفته و به‌دنبال آن، بیماری و درمان تعریف شده است. برای مثال، **طب رایج** انسان را مانند یک ماشین می‌داند و فقط به کالبد فیزیکی انسان (گوشت و پوست و استخوان او) توجه دارد؛ **هومیوپاتی** فقط به شعور سلولی می‌پردازد؛ «پلاریتی‌درمانی» حوزه‌ی پلاریتی و «سایمتیک‌تراپی»، فرکانس مولکولی را مد نظر قرار داده است و نگرش‌های دیگر نیز که هر یک، از زاویه‌ای خاص به انسان نگاه می‌کند، تعریفی یک بُعدی از او ارائه کرده و انسان را فقط از یک جهت مورد بررسی قرار داده‌اند. از این‌رو، داستان انسان، مانند ماجرای فیلی در تاریکی جناب مولانا است که در آن نقل می‌شود، عده‌ای در تاریکی فیلی را لمس کردند؛ کسی که پای فیل را گرفت، گفت: «فیل یک ستون است» و آن کس که بر پشت فیل دست کشید، گفت: «فیل یک تخت است» و فردی که گوشش را گرفت، گفت: «فیل یک بادبزن است» و ... .

ماجرای انسان نیز بدین‌گونه است؛ کسی که گوشت، پوست و استخوان را شناخته است، بیماری را فقط نتیجه‌ی عملکرد بد این بخش‌ها می‌داند و کسی که شعور سلولی را

می‌شناسد، می‌پندارد بیماری، زمانی حادث می‌شود که شعور سلول مختل شود؛ کسی که با **چاکرا** سر و کار دارد، می‌گوید بیماری، زمانی رخ می‌دهد که تعادل چاکراها به هم خورده باشد و کسی که بر **طب سوزنی** واقف است، این‌گونه نظر می‌دهد که بیماری، زمانی پیش می‌آید که تعادل انرژی در هر یک از کانال‌های چهارده گانه بر هم خورده و یا مسدود شده باشد و یا بیماری در سایمتیک‌تراپی، برهم خوردن فرکانس مولکولی بدن، تعریف می‌شود. پلاریتی درمانگرها نیز بیماری را نتیجه‌ی برهم خوردن حوزه‌ی پلاریتی بدن می‌دانند و آن‌ها که هاله را مد نظر قرار می‌دهند، بیماری را در این رابطه می‌بینند و فقط در جهت اصلاح هاله‌ها بر می‌آیند و ... .

اما تعریف جامع و کامل بیماری چیست؟

مطابق نظریه‌ی فراکل‌نگری، تعریف بیماری عبارت است از:

وجود هرگونه اختلال، انسداد، صدمه و عدم تعادل در هر یک از بی‌نهایت اجزای تشکیل‌دهنده‌ی وجود انسان.

درصورتی که بخواهیم تعریف فراکل‌نگری از بیماری را قبول کنیم و به کار بریم، تشخیص بیماری توسط انسان، کاری محال و غیرممکن است. یکی از دلایل تعدد شاخه‌های درمان نیز به همین دلیل است که قابلیت اجرایی توسط درمانگر را پیدا کند.

برای این منظور، تا حد امکان، یک شاخه را به شاخه‌های متعدد و تخصصی‌تری تقسیم می‌کنند تا تشخیص، آسان‌تر و دقیق‌تر صورت بگیرد؛ ولی با این همه، بسیاری از تشخیص‌ها اشتباه است.

در فرادرمانی، درمان بیمار بر اساس تعریفی دنبال می‌شود که در فراکل‌نگری از بیماری ارائه شد و بر خلاف همه‌ی رشته‌ها که تشخیص نوع بیماری و بهبود آن، توسط فرد انجام می‌گیرد و در انجام آن، درمانگر نقش تعیین‌کننده‌ای بازی می‌کند، مستقل از وجود عوامل

انسانی، انجام می‌گردد. در فرادرمانی، هوشمندی عظیمی که کار **کاوش (اِسکن)** بدن، شناسایی اجزای معیوب و رفع اختلال و عیب آن‌ها را به‌عهده دارد، نقش اصلی را ایفا می‌کند. در واقع، اِسکن عبارت است از زیر ذره‌بین گذاشتن همه‌ی وجود انسان و از آنجا که انسان، شامل بی‌نهایت اجزای مختلف است، این کار جز به کمک یک هوشمندی عظیم و مافوق هوش و تخصّص و علم انسان، امکان‌پذیر نیست.

فرادرمانگر به دو دلیل از تمام توان‌های فردی، خلع سلاح می‌شود:

۱) در جهت اثبات هوشمندی؛ به طوری که فرد پس از انجام درمان، مطمئن باشد که به جز شعور الهی، هیچ پدیده‌ی دیگری در انجام درمان نقشی نداشته است و پس از ایمان و یقین پیدا کردن نسبت به آن، به صاحب این هوشمندی که خداوند است، پی برد و به این ترتیب، به خداشناسی عملی نائل شود. (فرادرمانی، ضمن فراهم کردن امکان درمان، ما را به خداشناسی عملی نیز رهنمون می‌شود و به‌عنوان وسیله‌ی مؤثری در این رابطه به‌کار می‌آید.)

روشن بنگر که آفتاب است — آن نور که خوانیش به مهتاب

«شاه نعمت‌الله»

و

مستیم وخراب، در خرابات — این مست خوش خراب، دریاب
آینه به نور اوست روشن — مه بنگر و آفتاب دریاب

«شاه نعمت‌الله»

فرادرمانی، از طریق اتصال به شبکه‌ی شعور کیهانی (هوشمندی حاکم بر جهان هستی مادی) صورت می‌گیرد و تنها در اثر تشکیل یکی از بی نهایت حلقه ی رحمانیت خداوند، انجام می شود. هر یک از این حلقه‌ها، تسهیلات خاصی را در اختیار انسان قرار می‌دهد که در عرفان کیهانی(حلقه)، به کمک آنها می‌توان مسیر خودشناسی را طی کرد.

در عین حال، هر حلقه، وجود شبکه‌ی شعور کیهانی را اثبات می کند که خود، معرف خالق است و به خداشناسی ختم می شود.

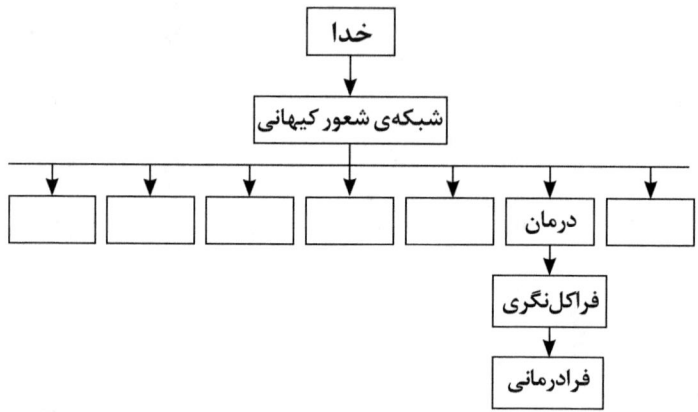

۲) تسلیم شدن در حلقه‌های رحمانیت و خود را به خدا سپردن (دست برداشتن از تلاش و تقلاّ در امور معنوی و آسمانی)

به سعی خود نتوان برد، پی به گوهر مقصود

یـال بـاشـد کـاین کـار، بی‌حواله برآید

«حافظ»

زیرا:

قانون کار آسمانی: تسلیم

قانون کار زمینی: تلاش و مجاهدت

فعالیت‌های مختلف انسان، کار زمینی محسوب می‌شود و چه در جهت کمال باشد و چه غیر از آن، بدون تلاش و مجاهدت انجام نمی‌گردد.[18] اما بهره‌های آسمانی او، در نتیجه‌ی

۱۸ . - «لَیسَ للانِسان اِلاّ ما سَعی» (نجم: ۳۹)
- «وَ جاهَدوا فی سَبیله....» (مائده: ۳۵)
- «.. وَ جاهَدوا بِأَموالِکم و اَنفُسِکم فی سَبیلِ الله....» (توبه: ۴۱)

فیض و رحمتی است که در صورت تسلیم، نصیب وی می‌شود.

۴- فرادرمانگری

«فرادرمانگری» عملی است که طی آن، درمانگر (که در این‌جا «فرادرمانگر» نامیده می‌شود) با متصل کردن بیمار به شبکه‌ی شعور کیهانی، او را در معرض این هوشمندی قرار می‌دهد تا مورد درمان قرار گیرد. در این روش طب مکمل، بیمار، «فرادرمانگیر» نامیده می‌شود و درمانگاه ویژه‌ی این نوع درمان، «فرادرمانگاه» نام می‌یابد.

هدف از فرادرمانگری

فرادرمانی، به عنوان یک روش عرفانی، برای دستیابی فرادرمانگر به اهداف زیر مورد استفاده قرار می‌گیرد:

۱. آشنایی عملی با شعور الهی (شبکه‌ی شعور کیهانی) و خداشناسی عملی

با انجام کار عملی درمان، وجود هوشمندی حاکم بر جهان هستی به اثبات می‌رسد و به دنبال آن، این سؤال مطرح می‌شود که «منبع این هوشمندی کجا است و یا صاحب آن کیست؟».

بنابراین، به مبدأی می‌رسیم و یا اذعان می‌کنیم که این هوشمندی، باید ایجاد کننده و مبدأی داشته باشد که خالق و صاحب آن است. در واقع، از اثر، پی به صاحب اثر می‌بریم. خالق و صاحب هوشمندی حاکم بر جهان هستی، «خداوند» است.

روشن بنگر که آفتاب است   آن نور که خوانی‌اش به مهتاب

«شاه نعمت الله ولی»

ما که لحظه‌ای نمی‌توانیم به خورشید نگاه کنیم، بدون هیچ خطری به مهتاب نگاه

می‌کنیم؛ از نور آن لذت می‌بریم و در عین حال، از دیدن مهتاب، به منبع اصلی تأمین نور آن که آفتاب است، پی‌می‌بریم.

۲. رهایی از اسارت در خویشتن

یکی از بزرگ‌ترین مشکلات انسان، اسارت در خویشتن است. اغلب ما انسان‌ها، پیوسته در حال تفکر و صحبت درباره‌ی مشکلات خودمان هستیم؛ اما اگر شخص دیگری بخواهد در مورد مشکل خودش با ما صحبت کند، به او می‌گوییم که آن مشکل خود اوست و به دیگران ارتباطی ندارد. به عبارتی، انسان در خویشتن گرفتار شده و در یک سیر تسلسل باطل قرار گرفته است. انسانی که درون قلعه‌ی وجود خود گرفتار است، نمی‌تواند بسیاری از حقایق جهان هستی را درک نماید.

اگر در خویشتن گردی گرفتار   حجاب تو شود عالم به یک بار

«شبستری»

بنابراین، در این شاخه‌ی عرفانی، درمانگری به عنوان وسیله‌ای برای جدا شدن از خویشتن مورد استفاده قرار می‌گیرد و شخص از خود بیرون می‌آید و برای یاری دیگران، جویای مشکلات آنها خواهد شد. به این ترتیب، او متوجه می‌شود که بیرون از قلعه‌ی وجودی‌اش محیطی گسترده، زیبا و دلپذیر وجود دارد و او بی‌جهت، درون قلعه‌ای زندانی بوده است.

نبندی زان میان، طرفی کمروار   اگر خود را، ببینی در میانه

«حافظ»

و یا:

تا علم و فضل بینی، بی‌معرفت نشینی

یک نکته ات بگویم، خود را مبین که رستی

«حافظ»

۳. توفیق به عبادت عملی

عبادت بر دو گونه است: **عبادت نظری** یا زبانی و **عبادت عملی**. برای درک بهتر این بحث، می‌توانیم عبادت را با رفاقت مقایسه کنیم.

رفاقت نیز مانند عبادت بر دو نوع است: رفاقت زبانی و رفاقت عملی. در رفاقت زبانی، همان طور که از نام آن پیداست، زبان تعیین‌کننده‌ی همه چیز است و ما با زبان و زبان بازی، خود را حتی قربانی و فدای یکدیگر می‌کنیم و خاک زیر پا، غلام و چاکر و نوکر همدیگر می‌شویم و درد یکدیگر را به جان می‌خریم؛ اما همین که مشکلی برای کسی پیش بیاید، همان‌ها که فدایی بودند و زبان‌بازی می‌کردند، فرار را بر قرار ترجیح می‌دهند و هر یک، از گوشه‌ای و به بهانه‌ای، صحنه را خالی می‌کنند. با این توضیح، زمانی می‌توان بر دوستی افراد حساب کرد که در عمل و به هنگام گرفتاری، درصحنه‌ی مشکلات دوستان خود، حاضر شده و به این صورت، دوستی واقعی خود را ثابت کرده باشند. درعبادت عملی نیز همین طور است. ما خطاب به خداوند، الحمدلله، سبحان الله و ... می‌گوییم؛ اما چه زمانی حرف‌های ما معتبر است؟ به طور قطعی، زمانی که حرف‌ها و شیرین زبانی‌های ما با عمل همراه شده باشد و اعمال ما تأییدکننده‌ی حرف‌های ما باشند.

«رفاقت عملی»، تضمین کننده‌ی «رفاقت زبانی» است. بدون رفاقت عملی، رفاقت زبانی (هر چقدر هم که چرب و شیرین باشد)، فاقد ارزش است. امّا وقتی که انسان می‌خواهد نسبت به رفاقت با خداوند، کار عملی انجام دهد، به این نکته بر می‌خورد که خداوند به هیچ یک از کارهای ما نیازی ندارد و در بی‌نیازی مطلق قرار دارد.

ز عشـــق ناتمام ما، جمال یار مستغنی است

به آب و رنگ و خال و خط، چه حاجت روی زیبا را

«حافظ»

پس در این صورت، چه باید کرد؟

در جواب می‌توان گفت کارهای عملی مثبت انسان، باید به تجلیات خداوند (اجزای جهان هستی)، معطوف شود و انسان، یکی از این تجلیات است که باید به او خدمت عملی کرد. به همین دلیل، در دنیای عرفان گفته می‌شود: **«عبادت به جز خدمت خلق نیست».**

همه روزه روزه بودن، همه شب نماز کـردن

همـــه ساله حج نمودن، سفر حجاز کردن

شب جمعـه‌ها نخفتن، به خدای راز گفتـن

ز وجـــود بـــی نیــــازش، طلـــب نیــاز کردن

به مساجد و معابد، همه اعتکاف جستـن

ز منـــاهی و ملـاهـــی، همـه احتـــراز کردن

ز مدینه تا به کعبه، سر و پا برهنه رفتـن

دو لب از بـــرای لبیــک، به وظیـفه باز کردن

به خدا که هیچ یک را، ثمر آنقدر نباشـد

کـــه به روی نا امیـدی، در بسته باز کردن

«شیخ بهایی»

با این توضیح، متوجه می‌شویم توفیق فرادرمانگری که به کمک رحمانیت الهی، در اختیار قرار می‌گیرد، وسیله‌ی مناسبی برای انجام عبادت عملی است؛ زیرا ضمن کمک به حل مشکلات دیگران، آن‌ها را نیز با شعور الهی آشنا می‌سازد.

۴. شناخت گنج درون

انسان در رابطه و اتصال با شعور لایزال الهی، می‌تواند کلید دسترسی به گنج درونی وجود خویشتن را بشناسد؛ به کارایی معنوی خود بیفزاید و مسیر کمال را به سرعت طی کند.

تو ز چشم خویش پنهانی، اگر پیدا شوی　　　در میان جان تو، گنجی نهان آید پدید

«عطار»

۵. فراهم نمودن راه نجات جمعی

نجات انسان، نجاتی است جمعی و اگر کسی بخواهد تنها خود را نجات دهد، دلیلی بر خودخواهی و خود شیفتگی اوست. راه خدا، از دل خلق می‌گذرد.

تا هست غم خودت، نبخشایندت　　　تا با تو تو هست، هیچ ننمایندت

تا از خود و هر دو کون، فارغ نشوی　　　این در مزن ای خواجه که نگشایندت

«شبستری»

و

هر که را افسرده دیدی، عاشق کار خود است

منگر اندر کار خویش و بنگر اندر کار من

«مولوی»

نحوه‌ی فرادرمانگری

فرادرمانگری، درمان از طریق «شبکه‌ی شعور کیهانی» است که (صرف‌نظر از نقش درمانگر) تنها شرط تحقق آن، «شاهد» بودن فرادرمانگیر می‌باشد. شاهد، کسی است که تماشاچی باشد و در حین تماشا، پیش‌داوری و قضاوت نکند. او رویدادها و تغییرات را زیر نظر می‌گیرد و از تعبیر و تفسیر آن‌ها خودداری می‌کند.

اتصال فرادرمانگری، در یک جلسه به شخص تفویض می‌شود. این اقدام که تفویض توانایی فرادرمانگری و «لایه‌ی محافظ» آن به فرد است، پس از نگارش یک «سوگندنامه» مبنی بر استفاده‌ی صحیح و انسانی از این اتصال، صورت می‌گیرد و بلافاصله بعد از آن،

می‌توان فرادرمانگری را از راه دور و نزدیک و با تمام جزئیات، تجربه کرد.

لازم است که فرادرمانگر، نسبت به هدف و منظور از فرادرمانگری، آگاهی کامل داشته باشد و بداند که این اقدام، فقط در جهت کسب کمال بوده، استفاده از فرادرمانی به‌عنوان کسب قدرت، کاری خطرناک است که فرد را به دامن شبکه‌ی منفی می‌کشاند و به‌زودی از او انسانی مغرور و خودبزرگ بین می‌سازد که فقط به دنبال معرکه‌گیری و خودنمایی است. در این‌صورت، امکان کسب معرفت که هدف نهایی این حرکت است، از شخص سلب می‌شود. بنابراین، بهتر است قبل از مکتوب کردن سوگندنامه، اصول مقدماتی درمان و هدف از فرادرمانگری، به دقت مطالعه گردد و یا از مربیان این رشته، فراگرفته شود.

نکته‌ی خیلی مهم: فرادرمانی، از طریق کتاب قابل فراگیری نیست؛ زیرا رشته‌ای است عرفانی و آن‌چه در بخش عملی عرفان کیهانی (حلقه)، مطرح است، از طریق کتاب و نوشته به دست نمی‌آید؛ بلکه باید از طریق مربیان به شاگردان تفویض شود.

بشوی اوراق، اگر هم درس مایی — که درس عشـــق، در دفتر نباشد

«حافظ»

و یا:

آن نقطه‌ی خاموشی، در حرف نمی‌گنجد — بر طاق فراموشی، بگـــذار کتـــاب اول

«صائب تبریزی»

به‌طور کلی، اهداف دوره‌ی فرادرمانی عبارت است از:

- آشنایی نظری با شبکه‌ی شعور کیهانی و مقدمه‌ی انسان‌شناسی و عرفـان.
- آشنایی عملی با شبکه‌ی شعور کیهانی از طریق:
- اتصال به شبکه و در معرض درمان قرار گرفتن (اِسکن بدن)؛ به منظور تشخیص سابقه‌ی بیماری‌ها و تنش‌های بدن و کمک به برقراری سلامت روحی و جسمی، حذف

حرکات غیر ارادی و تیک‌های عصبی و افزایش میزان آرامش و تمرکز فکر

- تجربه‌ی درمانگری (با کسب لایه‌ی محافظ در مقابل تداخل و تشعشع شعور معیوب و تشعشعات منفی محیط و محافظت در مقابل نفوذ موجودات غیراُرگانیک، به منظور ایجاد ایمنی لازم در کارهای عملی با شبکه‌ی شعور کیهانی)

لایه‌ی محافظ فرادرمانگری

لایه‌ی محافظ، لایه‌ای از جنس آگاهی است که پس از مکتوب کردن سوگندنامه، به فرادرمانگر تفویض می‌شود.

این لایه، تحت هوشمندیِ شبکه‌ی شعور کیهانی، ضمن محافظت از فرادرمانگر، بیمار را (چه در فرادرمانیِ از راه دور و چه از راه نزدیک) در حفاظ مطمئنی قرار می‌دهد تا از **«تداخل شعور معیوب سلولی»** و **«تشعشعات منفی»** به ویژه در مقابل نفوذ **«موجودات غیر اُرگانیک»** محافظت کند. (شکل ۱۶)

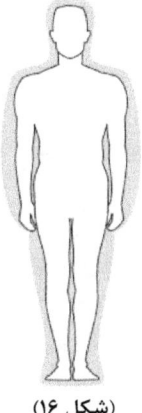

(شکل ۱۶)

زبان اصلی انسان، زبان تشعشعات است. شاید این موضوع را همه به خوبی تجربه کرده باشند. برای مثال، اگر دقایقی را در کنار فردی افسرده بگذرانیم (حتی بدون این که او را

بشناسیم یا با او حرفی زده باشیم)، پس از گذشت زمان کوتاهی، احساس سنگینی، رخوت، و خمودگی خواهیم کرد. زیرا «افسرده دل افسرده کند انجمنی را». در مقابل، زمانی که کنار فردی سرحال و خوشحال بنشینیم، پس از مدت زمانی، احساس سرحالی خواهیم کرد. ما از رویارویی با عده‌ای، آرام و از برخورد با عده‌ای دیگر، مضطرب می‌شویم.

از این رو، روان‌پزشکان و افرادی که مجبور هستند مدتی طولانی با افراد روان‌پریش هم‌کلام شوند و برای روانکاوی بر آن‌ها تمرکز کنند، بیشتر در معرض تشعشعات منفی و سایر عوامل قرار دارند. در نتیجه، از طریق این تشعشعات، تیک‌های منفی بیماران به آن‌ها منتقل می‌شود.

همچنین، کسانی که به خاطر شغل خود، باید مدت‌ها رو به روی دیگران بنشینند و با دقت، حرف‌های آن‌ها را بشنوند و بر آن تمرکز کنند، بیشتر از دیگران در معرض انتقال این آلودگی‌ها هستند. از جمله‌ی این افراد می‌توان وکلا، هیپنوتیزورها، مشاوران و ... را نام برد.

به طور خلاصه، یکی از راه‌های سرایت آلودگی بـه انسان، سرایت «**آلودگی تشعشعاتی**» است و لایه‌ی محافظ، مصونیت از آن، در طول انجام درمان را فراهم می‌کند.

متقاضی فرادرمانگری، پس از نگارش سوگندنامه، زمان دریافت لایه‌ی محافظ را تعیین و به مربی خود اعلام می‌کند تا شبکه‌ی شعور کیهانی در زمان مقرر، این حفاظ را برقرار کند. دریافت حفاظ، مستلزم شاهد بودن نیست و حتی در صورتی که خود فرد، زمان مقرر را فراموش کند، لایه‌ی محافظ ایجاد خواهد شد. همچنین، وضعیت فرد از نظر جهت جغرافیایی و موقعیت بدنی (نشسته، ایستاده یا خوابیده و متحرک یا ساکن و ...) در دریافت لایه‌ی محافظ تأثیر ندارد.

(لایه‌ی محافظ هر کسی، مانند اثر انگشت او منحصر به فرد است؛ به گونه‌ای که نحوه‌ی اجرا و شکل آن برای هر فرد، خاص و ویژه است و امکان ندارد که لایه‌ی محافظ دو نفر،

یکسان باشد.)

در موارد خاصی، ارتباط با شبکه‌ی شعور کیهانی قطع می‌شود و فرد، لایه‌ی محافظ خود را از دست می‌دهد. این موارد عبارت‌اند از:

۱- هر عملی که باعث **جلوگیری از ارتقای روح جمعی جامعه** و مانع از هدایت و راهنمایی دیگران به سمت شبکه‌ی شعور کیهانی شود؛ مانند:

- خودداری و طفره رفتن از ارائه‌ی اطلاعات و آگاهی درباره‌ی این شبکه (هوشمندی حاکم بر جهان هستی) به علاقه‌مندان و مشتاقان و محروم کردن آن‌ها از این اتصال

- ارائه‌ی اطلاعات غلط و عوام‌فریبانه بر این اساس که فرد در رابطه‌ای ویژه و از طرف افرادی خاص (قدیسان) به توانمندی‌های این شبکه دست یافته است. این ادعا باعث ناامیدیِ دیگران و مانع دسترسیِ آسان افراد مشتاق به شبکه‌ی شعور کیهانی خواهد شد. همچنین، باعث جلوگیری از این آگاهی می‌شود که افراد به سادگی می‌توانند به آن دست پیدا کنند.

۲- **استفاده در خلاف جهت مصالح انسانی،** مانند:

- تمایل به استفاده از قابلیت‌های شبکه‌ی شعور کیهانی برای تحقق بخشیدن به افکار منفی؛ مانند تجسس و نفوذ در دیگران، فکر خوانی، دسترسی به خصوصیات فردیِ اشخاص و استفاده از این قابلیت‌ها به نحوی که باعث ضرر و زیان مادیِ و معنوی دیگران شود و امنیت فردی آن‌ها را به خطر اندازد و ناقض عدل الهی باشد؛

- اعمالِ تبعیض در ارائه‌ی خدمات شبکه‌ی شعور کیهانی به دیگران

۳- **بی‌حرمتی؛** مانند:

- شک، انکار، ناسپاسی و ... نسبت به هوشمندی حاکم بر جهان هستی

- پنهان کردن یافته‌های خود که باعث پوشیده ماندن عظمت این هوشمندی (شبکه‌ی شعور کیهانی) و نا آگاه ماندن دیگران خواهد شد

- هرگونه سوء استفاده به نام هوشمندی حاکم بر جهان هستی

- در رأس قرار دادن هر نامی (حتی نام مقدسین و معصومین) به جای نام خداوند (نقض اصل ایاک نستعین) و نسبت دادن درمان به هر عاملی غیر از هوشمندی الهی

(لازم است به محض آگاهی از قطع لایه‌ی محافظ، ضمن توقف هرگونه فعالیت در این زمینه، فوری مسأله را به مربی خود اطلاع داد.)

۵- انواع روش‌های درمانی

بر اساس نمودار زیر، فرادرمانی از نظر نحوه‌ی ارتباط با بیمار، روش‌های مختلفی دارد و از راه دور و نزدیک امکان‌پذیر است:

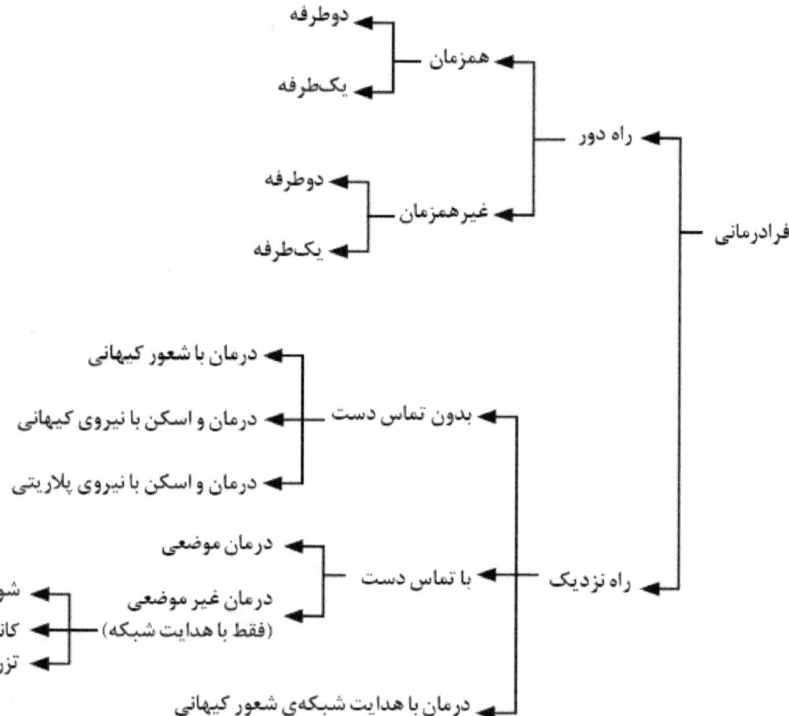

فرادرمانی راهِ دور

ساده‌ترین نوع فرادرمانی، درمان از راه دور است که از راه اتصال به شبکه‌ی شعور کیهانی و به دو شیوه‌ی همزمان و غیر همزمان انجام می‌شود.

الف) فرادرمانيِ راه دور غیر همزمان:

در این نوع درمان، حداقل به یکی از مشخصات بیمار (نام بیمار، عکس او و ...) نیاز است و حتی آشنا بودن با چهره‌ی خود او یا مُعرف وی، برای فرادرمانگر کافی است. در این‌صورت، نام بیمار یا مُعرف (کسی که متقاضی درمان بیمار است) را وارد فهرست بیماران خود می‌کنیم یا به مرور ذهنی آن می‌پردازیم. این ثبت، همان پذیرش بیمار در «شبکه‌ی شعور کیهانی» است. از این پس لازم نیست فرادرمانگر یا فرادرمانگیر کار خاصی برای درمان انجام دهند و هر دو فقط به عنوان شاهد، تسلیم می‌شوند و کار درمان را به این شبکه واگذار می‌کنند.

(شاهد بودن، سخت‌ترین مرحله از کار با شبکه‌ی شعور کیهانی است؛ زیرا انسان عادت دارد هر کاری را با تلاش خود انجام دهد. اما هر چقدر مداخله‌ی طرفین کمتر و درجه‌ی تسلیم بالاتر باشد، درمان آسان‌تر خواهد بود.)

درمان راه دورِ غیرهمزمان دو گونه است:

ارتباط فرادرمانيِ غیرهمزمان دو طرفه:

در این نوع ارتباط، فرد بیمار، شاهد بودن برای فرادرمانی (درمان از راه شبکه‌ی شعور کیهانی) را پذیرفته است و به همین دلیل، این نوع ارتباط، دو طرفه است. در این صورت، بیمار باید غیر از مشخصات خود، ساعت یا ساعت‌هایی از بیست و چهار ساعت شبانه روز را برای برقراری اتصال، به فرادرمانگر اعلام کند. در این حالت، فرادرمانگر در اولین فرصت، زمان‌های تعیین شده را مرور می‌کند تا اطلاعات بیمار در شبکه‌ی شعور کیهانی ثبت شود. از این پس، ضمن برقراری بیست و چهار ساعته‌ی اتصال (که اتصال عام است) فرد می‌تواند

در ساعت‌های اعلام شده، اتصال خاص برقرار سازد و به این ترتیب، مراحل اِسکن خود را دنبال کند.

فرادرمانگر، غیر از اعلام فهرست بیماران خود به شبکه‌ی شعور کیهانی، به انجام کار دیگری نیاز ندارد؛ اما اگر مایل باشد، می‌تواند فهرست بیماران را هر روز مرور کند. (این امر الزامی نیست و فقط به میل خود او بستگی دارد.)

برای مثال، فرادرمانگر می‌تواند در ساعت هفت صبح، نام بیمار را به شبکه اعلام کند (شکل ۱۷) و بیمار ارتباط خود را ساعت یازده شب برقرار کند. (شکل ۱۸)

در این مدت، فرادرمانگر کارهای خود را انجام می‌دهد و لزومی ندارد همزمان با بیمار، ارتباط خاصی برقرار کند یا اقدامی در این باره انجام دهد.

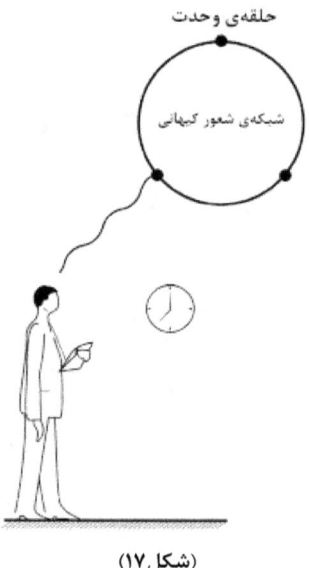

(شکل ۱۷)

یکی از دلایل تعیین ساعت مشخص برای شاهد شدن و برقراری ارتباط‌ها انعقاد پیمان و ملزم شدن به ایجاد اتصال است. به این ترتیب، بیمار می‌تواند متوجه تغییراتی شود که برای

بهبود صورت می‌گیرد. ارتباط در ساعتی شروع می‌شود که بیمار اعلام کرده است؛ اما زمان خاتمه‌ی آن مشخص نیست و با صلاحدید شبکه‌ی هوشمندی خاتمه می‌یابد. اگر این زمان خیلی طولانی شود، بیمار می‌تواند به میل خود پس از حدود پانزده الی بیست دقیقه از حالت «اسکن شدن» خارج شود.

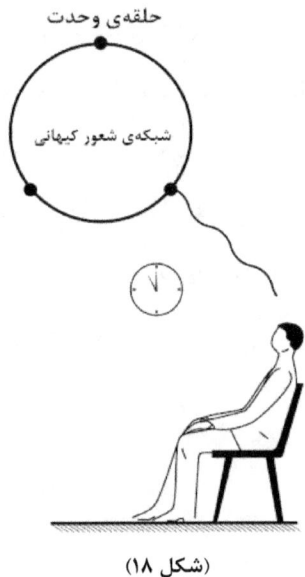

(شکل ۱۸)

ارتباط فرادرمانی غیرهمزمان یک طرفه:

این نوع ارتباط، ویژه‌ی کسانی است که برای اتصال به شبکه‌ی شعور کیهانی، اعلام آمادگی نکرده‌اند و در واقع، با فرادرمانگر همکاری نمی‌کنند و فقط اطرافیان آن‌ها می‌خواهند از امکانات شبکه برای آن‌ها کمک بگیرند.

برای برقراری این نوع ارتباط، مانند توضیحات بالا عمل می‌شود؛ با این تفاوت که بیمار، ساعت ارتباط ندارد و نام او را فقط به صورت یک جانبه به شبکه اعلام می‌کنیم.

بدیهی است درصد بهبودی این عده، کمتر از کسانی است که در رابطه‌ی دو طرفه

قرار دارند.

ب) فرادرمانی راه دور همزمان

این نوع درمان، مواقعی به کار می‌رود که استفاده از فناوری‌هایی مانند تلفن، اینترنت و

... ممکن است. در این صورت، مانند درمان راه نزدیک، بدون نیاز به کارهای فیزیکی، فقط به

گزارش بیمار گوش می‌دهیم و روند درمان را پی می‌گیریم (درصورت تمایل). البته می‌توان

با ارائه‌ی توضیح لازم به بیمار از طریق تلفن، اتصال را برقرار و سپس تماس تلفنی را قطع

کرد تا در فرصتی مناسب، گزارش او درباره‌ی چگونگی نوع ارتباط، دریافت شود. (شکل ۱۹)

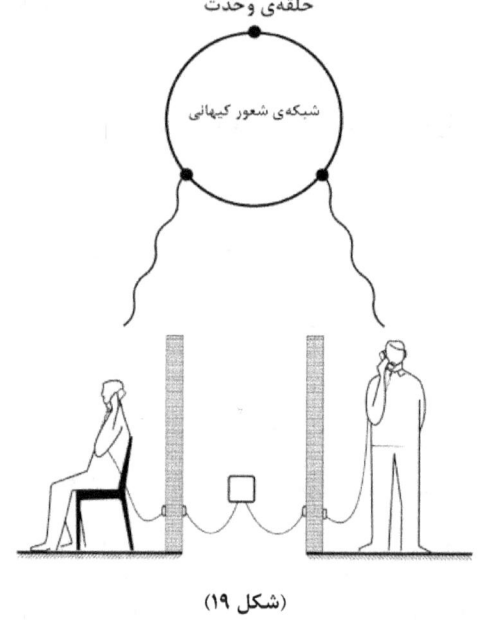

حلقه‌ی وحدت

شبکه‌ی شعور کیهانی

(شکل ۱۹)

فرادرمانیِ راه نزدیک

درمان راه نزدیک، درمانی است که در آن، بیمار و فرادرمانگر، رو در روی یکدیگر هستند.

در این‌صورت، به محض این‌که فرادرمانگر گزارش را دریافت کند، جریان درمان و اِسکن بیمار

آغاز می‌شود. در این حالت، تنها کار بیمار، ناظر و شاهد بودن است. او باید جریانِ اِسکن وجود خود را پی بگیرد و در صورت تمایل، فرادرمانگر، نحوه‌ی اِسکن خود را لحظه به لحظه گزارش کند. بهتر است بیمار ارتباط را با چشمان بسته دنبال کند تا توجه بیشتری بر نحوه‌ی اسکن داشته باشد.

درمان راه نزدیک نیز به سه شکل انجام می‌شود:

الف) فرادرمانیِ بدون تماس دست

این نوع درمان، شامل بخش‌های زیر است:

فرادرمانی و اِسکن از طریق شعور کیهانی

فرادرمانی، با اِسکن (که شعور کیهانی آن را انجام می‌دهد) آغاز می‌شود و فرادرمانگر با شروع فرادرمانی و در خلال آن، بدون نیاز به هیچ حرکت فیزیکی و کار ویژه‌ای، فقط گزارش‌های بیمار را می‌شنود (البته درصورت تمایل) و روند درمان را پی می‌گیرد. درصورتی که فرادرمانگر مایل به شنیدن گزارش‌های بیمار نباشد، با توجه به ضروری نبودن آن، می‌تواند با ایجاد اتصال، بیمار را تنها بگذارد تا در زمان مناسب دیگری، گزارش و نتیجه‌ی این اتصال را پی بگیرد. (شکل ۲۰)

نکته‌ی مهم: هنگام اسکن شعور کیهانی، وضعیت و جهت قرار گرفتن بیمار، هیچ تأثیری بر نتیجه‌ی درمان نخواهد گذاشت. بیمار می‌تواند در وضعیت خوابیده، نشسته یا ایستاده باشد و در هر سمت و جهتی قرار بگیرد. در ضمن، بستن چشم بیمار هنگام اِسکن الزامی نیست؛ اما به بیمار کمک می‌کند که نحوه‌ی اِسکن خود را بهتر پی‌بگیرد و به خصوص، زمانی که بیمار تشتت ذهنی دارد، بستن چشم، توصیه می‌شود. همچنین، لازم نیست بیمار به بیماری خود فکر کند؛ بلکه فقط باید کل وجود خود را زیر نظر بگیرد.

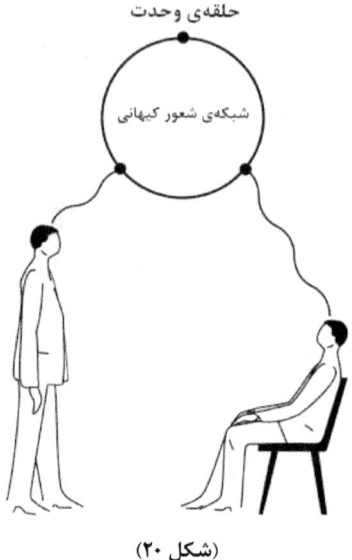

حلقه‌ی وحدت

شبکه‌ی شعور کیهانی

(شکل ۲۰)

درمان و اِسکن با نیروی کیهانی

احساس نیروی کیهانی، در یک جلسه به فرادرمانگر تفویض می‌شود و پس از آن، او می‌تواند با حرکت دست خود در هوا، این نیرو را حس کند و دریابد که ما در آن غوطه‌ور و شناور هستیم؛ اما حتی اگر فرادرمانگر این نیرو را حس نکند، امکان درمان از طریق آن وجود دارد.

اِسکن با نیروی کیهانی زمانی انجام می‌شود که فرادرمانگر در حضور فرادرمانگیر و مقابل او قرار دارد. در این صورت، فرادرمانگر دست خود را به سمت بیمار می‌گیرد و بیمار، از طریق کف دست‌ها و سایر اعضا، ورود نیرویی را حس می‌کند و نیرویی که وارد بدن او می‌شود، کار اِسکن را آغاز می‌کند. (فاصله‌ی فرادرمانگیر از فرادرمانگر مهم نیست.)

در این حالت نیز بیمار تغییراتی را که در بخش‌های مختلف بدن او انجام می‌شود، درمی‌یابد و فرادرمانگر می‌تواند گزارش آن را از او دریافت کند. این نوع اِسکن، موجب درمان‌هایی (از جمله درمان افسردگی تشعشعاتی) می‌شود و در فرادرمانی، آن را «اِسکن با

نیروی کیهانی» می‌خوانند. (شکل ۲۱)

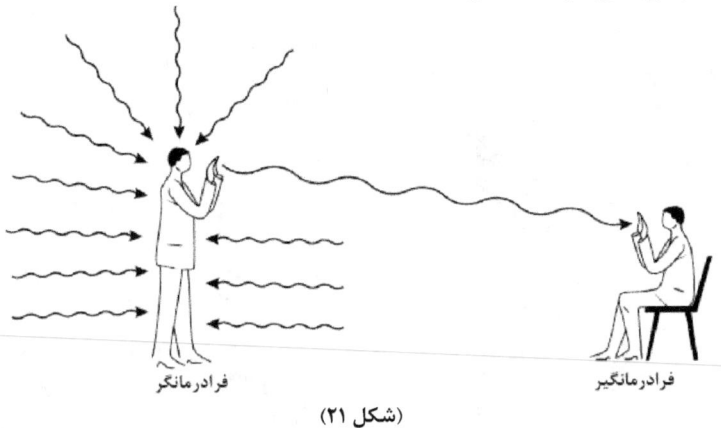

فرادرمانگیر   فرادرمانگر

(شکل ۲۱)

درمان و اسکن با نیروی پلاریتی

پلاریتی درمانی، کشیدن پاس دست در فاصله‌ی چند سانتی‌متری بدن، به منظور اصلاح

حوزه‌ی پلاریتی بدن بیمار است (شکل ۲۲).

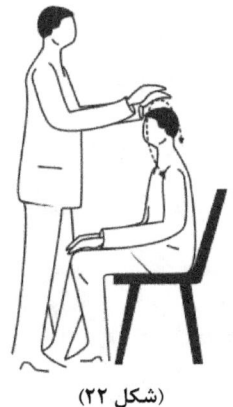

(شکل ۲۲)

ب) فرادرمانی با تماس دست

فرادرمانی از راه لمس و گذاشتن دست (درمان موضعی)

یکی از امکاناتی که به فرادرمانگر تفویض می‌شود، فرادرمانی موضعی از راه دست گذاشتن

بر موضع درد یا گرفتن موضع است.

فرادرمانگر، موضع درد را می‌گیرد یا بر آن دست می‌گذارد و از بیمار می‌خواهد که تغییرات موضعی را گزارش کند. بیمار، لحظاتی پس از این عمل، کاهش درد و بهبود را گزارش خواهد کرد.

فرادرمانی از راه تماس غیر موضعی (درمانِ غیرموضعی)

یکی دیگر از اموری که به فرادرمانگر تفویض می‌شود و متعاقب آن، دست فرادرمانگر خاصیت جدیدی پیدا می‌کند، قابلیت اعمال شوک، کانال و تزریق است که هر یک، ویژگی منحصر به فردی دارد.

روش کار به این صورت است که فرادرمانگر، اعضایی مانند مچ پا، مچ دست و ساعد، گوش و ... را به دست می‌گیرد و از بیمار گزارش می‌خواهد. بیمار نیز که یکی از سه حالت شوک، ایجاد کانال و تزریق (احساس حرکت یک میله) را از محل قرار گرفتن دست فرادرمانگر تا درون بدن خود، احساس کرده است، از آن گزارش می‌دهد.

شبکه‌ی شعور کیهانی، بر اساس نیاز بیمار، یکی از این سه حالت (شوک، کانال یا تزریق) را ایجاد می‌کند و فرادرمانگر نمی‌تواند در این باره تصمیم بگیرد. برای مثال، ممکن است با گرفتن اعضای بدن بیماری که در حالت کُما است، شوکی وارد شود که او را از این حالت خارج کند یا با گرفتن دست و پای بیمارانی که مشکلات حرکتی دارند، ممکن است کانال ایجاد شود و از محل تماس دست تا مغز یا سایر اعضا ادامه یابد که به‌دنبال آن، گزارش مثبتی از اعضای فلج ارائه خواهد شد. گاهی نیز فرادرمانگیر حرکت میله یا جریانی را گزارش می‌دهد که با درد همراه است و تزریق نامیده می‌شود و شبیه کانال؛ اما محسوس‌تر از آن است.

۶- کاربرد پلاریتی‌درمانی و نیروی کیهانی در فرادرمانی

فرادرمانی، پلاریتی‌درمانی یا انرژی‌درمانی نیست و به کار با حوزه‌ی پلاریتی نیاز ندارد؛ اما از آن جا که بر این حوزه تأثیر دارد، در این جا معرفی مختصری از حوزه‌ی پلاریتی صورت می‌گیرد.

هم‌چنین، فرادرمانی به استفاده از نیروی کیهانی (که در مباحث قبل معرفی شد) نیز نیازی ندارد؛ اما در برخی موارد، می‌توان به کمک آن، تأثیر درمانی نیروی کیهانی را مطالعه و بررسی کرد.

اصلاح حوزه‌ی پلاریتی

الف) نیروی پلاریتی:

یکی از حوزه‌های نیرویی اطراف انسان و سلول، حوزه‌ی پلاریتی است. پلاریتی به معنای قطبیت است و انرژی پلاریتی، نوعی انرژیِ دارای دو قطب مثبت و منفی است. (شکل ۲۳)

این حوزه، در اثر مبادلات یونی و الکترونیِ صد تریلیون سلولِ بدن ایجاد شده است. در واقع، بدن انسان سیستمی است که جریان‌های مختلفی در آن وجود دارد و یکی از آن‌ها جریان الکتریکی است. می‌دانیم که طبق قوانین فیزیکی وقتی جریان الکتریکی وجود داشته باشد، حوزه‌ای دور آن شکل خواهد گرفت. این حوزه نیز به نوبه‌ی خود، دو قطب مثبت و منفی را در دو سر خود ایجاد می‌کند.

چندین دهه است که در یکی از دانشگاه‌های آمریکا نقشه‌ی حوزه‌ی پلاریتی بدن انسان تهیه شده است و امروزه، رشته‌ی انرژی درمانی در دانشگاه‌های مختلف دنیا تدریس می‌شود. (پس از کشف حوزه‌ی پلاریتی در آمریکا، درمان از طریق آن، در سر تا سر دنیا رواج یافت.)

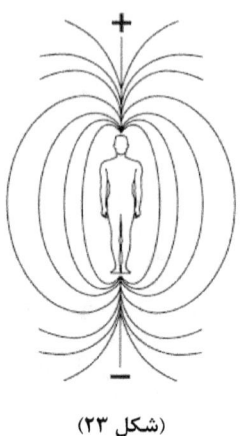

(شکل ۲۳)

ب) علل به هم خوردن حوزه‌ی پلاریتی:

حوزه‌ی پلاریتی به دلایل مختلفی دچار اختلال می‌شود:

تأثیر پیشرفت‌های تکنولوژیک

پیشرفت‌های تکنولوژیک، اوضاع جدیدی را در زندگی انسان ایجاد کرده و باعث به هم خوردن تعادل محیطی و موجب آلودگی‌هایی شده است که آن‌ها را می‌توان به چند دسته‌ی کلی تقسیم کرد:

۱. «آلودگی پلاریتی» (Pollution Polarity)

- آلودگی پلاریتیِ ناشی از وجود فلز در زندگی انسان:

زندگی در ساختمان‌های با اسکلت فلزی، استفاده از اشیای فلزی، استفاده از خودرو و ... موجب این آسیب می‌شود. این فلزات، پیرامون خود حوزه‌ای تشکیل می‌دهند که تماس و نزدیکی با آن، باعث تشکیل حوزه‌های جدید می‌شود و در مدت طولانی، بر مبادلات یونی و الکترونی سلول، اثری نامطلوب به‌جا می‌گذارد و تغییرات مدام و پی در پی، در سلول رررسر درگمی و اختلال ایجاد می‌کند.

- آلودگی پلاریتی ناشی از تأثیر جریان الکتریسته در زندگی انسان:

سیم‌ها و کابل‌های برق، وسائل برقی و به طور کلی، جریان برق، اطراف خود حوزه‌ای را تشکیل می‌دهد که ما در معرض آن قرار داریم. این حوزه‌ها باعث اختلال در حوزه‌ی سلول‌ها می‌شوند که متعاقب آن عملکرد سلول مختل و شخص دچار اختلال سلولی و بیماری می‌شود.

۲. «آلودگی امواج» (Wave Pollution)

این آلودگی، به افزایش استفاده‌ی انسان از طول موج‌های مختلف در زمینه‌های ارتباطات، مخابرات و ... باز می‌گردد. دنیای امروز، دنیای امواجی است که به دست بشر ایجاد شده است. هر لحظه، میلیون‌ها موج با فرکانس‌های متفاوت، از بدن ما عبور می‌کند که به احتمال زیاد، تأثیراتی منفی بر بدن می‌گذارد و موجب اختلال در آن می‌شود؛ زیرا عبور امواج مختلف، حوزه‌ی جدیدی را ایجاد می‌کند و موجب اختلال در سلول می‌گردد.

۳. «آلودگی هدایتی» (Conductivity Pollution)

این آلودگی، ناشی از وجود مواد عایق و مصنوعی مانند کفش با زیره‌ی پلاستیکی و جوراب با الیاف مصنوعی است که مبادلات یونی و الکترونی بدن انسان و زمین را قطع می‌کند. براساس شکل ۲۴، انسان از راه «هوا»، از جریانات حوزه‌ای و امواج ماگنتیک و از راه زمین، از جریانات الکتریک و مبادلات یونی و الکترونی تأثیر می‌پذیرد. عوامل فوق، باعث جذب الکترون‌ها و یون‌های آزاد، هدایت و تخلیه‌ی آن‌ها از طریق کف پاها و سایر اعضایی می‌شود که به زمین متصل است.

لباس‌هایی که از الیاف مصنوعی بافته شده است و میزان جذب یون‌ها و الکترون‌های آزاد را کاهش می‌دهد نیز به نوعی دیگر ایجاد مشکلاتی می‌کند و سلامتی انسان را به خطر می‌اندازد. با خارج شدن انسان از وضعیت فیزیولوژیک طبیعی خود، ارتباط بدن او با زمین قطع می‌شود و در نتیجه، تبادلات آزاد یون‌ها و الکترون‌ها و شارژ طبیعی سلول‌ها صورت

نمی‌گیرد و این خروج از وضع طبیعی، روز به روز بیشتر می‌گردد. نوع زندگی، شغل و لوازم ساخته‌ی دست بشر، زمینه ساز این جدایی هستند. برای مثال، هوانوردان که ساعت‌ها در آسمان به سر می‌برند و فقط از شرایط ماگنتیک هوایی تأثیر می‌پذیرند و به زمین متصل نیستند تا تعادل الکترونی به وجود آید، ممکن است پس از ساعتی پرواز، بیش‌تر از فردی که روی زمین مشغول کار بوده است، احساس خستگی کنند یا کسانی که به مدت طولانی در زیردریایی به سر می‌برند یا در آینده به ایستگاه‌های فضایی فرستاده می‌شوند، با نارسایی‌هایی مواجه می‌شوند که مجبور به جبران آن هستند.

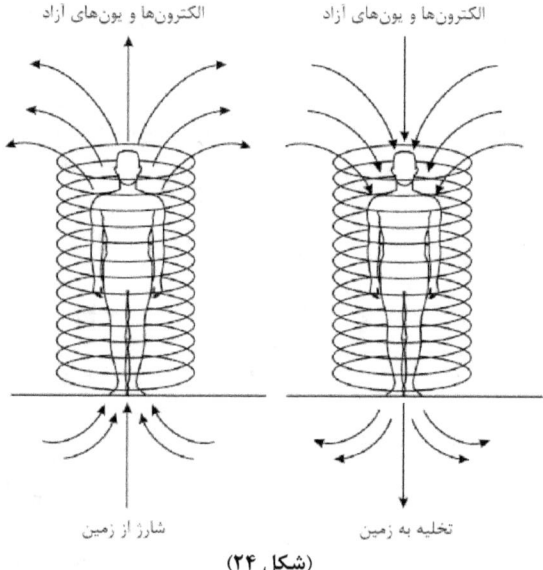

(شکل ۲۴)

پای برهنه موجب می‌شود که بدن در ارتباط خود با زمین، مانند یک خازن از طریق تبادلات یونی و الکترونی، شارژِ الکتریکی شود و این امر، در عملکرد سلول نقشی مؤثر ایفا می‌کند. شاخه‌ای از درمان‌های غیر متعارف، به این صورت انجام می‌شود که درمانگر خود را در تماس مستقیم با زمین و طبیعت قرار می‌دهد و مانند یک خازن، شارژ می‌شود و سپس

در تماس و ارتباط با بیمار، آنچه را که شارژ کرده است، روی بیمار تخلیه می‌کند. در نتیجه، با دشارژ شدن درمانگر، بیمار شارژ و عملکرد سلول‌ها بهتر می‌شود و حال عمومی بیمار، بهبود می‌یابد. ولی در این روش، با شارژ بیمار، درمانگر به شدت ضعیف می‌شود و هر بار پس از درمانگری، به شارژ مجدد نیاز دارد. نوع بیماری‌های درمان شدنی با این شیوه نیز بسیار محدود بوده و بیشتر شامل بیماری‌هایی است که نارسایی سلول از نظر تبادلات یونی و الکترونی، نقش عمده‌ای در ایجاد بیماری دارد؛ اما در نقص‌های فیزیکی، مانند لهیدگی نخاع، برخی بیماری‌های مادرزادی و ... تأثیر نخواهد داشت.

نکته‌ی مهم: این روش، در فرادرمانی هیچ کاربرد درمانی ندارد.

تأثیر اجرام سماوی

هریک از اجرام سماوی مانند کره‌ی زمین، حوزه‌ای مغناطیسی دارند که بر ما تأثیر می‌گذارند. برای مثال، تجربه‌ی تاریخی نشان می‌دهد که در بعضی موقعیت‌های خاص ماه و خورشید و ... مانند موقعیت «قمر در عقرب» (که در آن، کره‌ی ماه درصورت فلکی عقرب قرار می‌گیرد)، نابسامانی‌های جسمی، روانی و ذهنی به بیشترین حد خود می‌رسد.

در واقع، انسان همواره از حوزه‌های مغناطیسی و سایر حوزه‌های سماوی تأثیر می‌پذیرد. شکل ۲۵ چگونگی تغییر حوزه‌ی پلاریتی زمین و خورشید را نشان می‌دهد که ناشی از تأثیر آن‌ها بر یکدیگر است. این تغییرات، گاهی بسیار شدیدتر و اثر آن روی انسان بیشتر است.

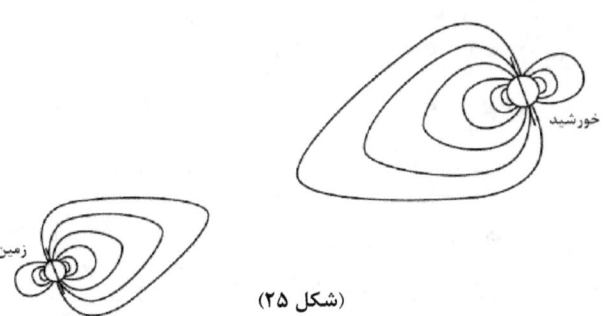

خورشید

زمین

(شکل ۲۵)

ج) درمان طبیعی حوزه‌های انرژی انسان:

طبیعت، شفابخش خوبی برای انسان است. عمده‌ترین عوامل بیماری انسان، ناشی از فاصله گرفتن از طبیعت، طی سده‌های متمادی است و حضور در دل طبیعت و دوری از مظاهر تکنولوژیک، یکی از بزرگ‌ترین منابع رفع نقص در حوزه‌های مختلف وجود او می‌باشد.

انسان وقتی در طبیعت قرار می‌گیرد، حال بهتری دارد و این را به حساب هوای پاک و سرشار از اکسیژن می‌گذارد. درست است که این امر نیز تأثیر مثبتی در سلامتی انسان، دارد؛ اما عامل مؤثر در این زمینه، برخورد با حوزه‌های طبیعی است که موجب اصلاح حوزه‌های وجودی انسان و بهبود وضعیت سلامت او می‌شود.

چنان که گفته شد، شرط چنین استفاده‌ای از طبیعت و مواهب آن، فاصله گرفتن از مظاهر زندگیِ مدرن و آشتی با طبیعت است. پس لازم است هر زمان که در دل طبیعت قرار گرفتیم، فلزات را از خود دور کنیم و تا حد امکان، با پای برهنه به دامن طبیعت پناه ببریم تا از محبت بی‌پایان آن، برخوردار شویم.

د) پلاریتی درمانی

در تحقیقات اولیه درباره‌ی حوزه‌ی پلاریتی بدن، محققان دریافتند که یکی از علل بیماری انسان، ممکن است وجود اختلال در این حوزه‌ی پلاریتی باشد. آن‌ها به‌دنبال این تحقیقات، پی بردند که با دست کشیدن از فاصله‌ی چند سانتیمتری بدن و پاس دادن از طریق دست‌ها، حوزه‌ی پلاریتی بدن بیمار، با حوزه‌ی پلاریتیِ دست درمانگر تداخل می‌یابد (شکل۲۲) و این تداخل، باعث نوعی حرکت و جابه‌جایی در حوزه‌ی پلاریتی بدن می‌شود که به تشدید حرکت الکترونی و تبادلات یونی در بدن می‌انجامد و اگر این اختلال، علت بیماری باشد، چنین عملی مفید خواهد بود؛ زیرا به اصلاح حوزه‌ی پلاریتی بدن منجر می‌گردد و بیمار، درمان خواهد شد. اما اگر بیماری به این علت نباشد (برای مثال، در عیب‌های مکانیکی

مانند آرتروز، لهیدگی، صدمات نخاعی، یا برخی بیماری‌های مادرزادی) به طور مسلم، این اقدامات، تأثیری در بهبود وضعیت بیمار نخواهد داشت.

همه‌ی انسان‌ها بدون استثنا، حوزه‌ی پلاریتی دارند و این حوزه، جزئی از وجود فیزیکیِ هر انسان است؛ اما حوزه‌ی پلاریتی بعضی اشخاص، قوی‌تری از دیگران است. در فرادرمانی، در اثر اتصال اجزا به شبکه‌ی شعور کیهانی، با منظم شدن تبادلات یونی و الکترونیِ سلول‌های بدن، این حوزه، خود به خود اصلاح می‌شود و گسترش می‌یابد و انجام آن با دست لازم نیست.

نکته‌ی بسیار مهم: در فرادرمانی، فرادرمانگر نیازی به پلاریتی‌درمانی ندارد؛ زیرا درصورت نیاز بیمار، طی تماس با شبکه‌ی شعور کیهانی، حوزه‌ی پلاریتی نیز خود به خود اصلاح می‌شود و اگر هم در درمان راه نزدیک به کار رود، فقط با هدایت شبکه‌ی شعور کیهانی خواهد بود و درمانگر در انتخاب آن نقشی ندارد؛ مگر این که در پیِ آزمایش موضوع باشد.

درمان با نیروی کیهانی

الف) نیروی کیهانی (نیروی حیات)[۱۹]

نیروی کیهانی، ناشی از هوشمندی حاکم بر جهان هستی است و چنان در تمام کیهان جریان دارد که همه‌ی ما در آن شناور هستیم. نیروی کیهانی، مانند آبی جاری در مزرعه است و همان طور که بدون آب، تمام گیاهان مزرعه خشک می‌شوند و از بین می‌روند، بدون آن، حیاتی وجود نخواهد داشت. بنابراین، تمام جانداران جهان هستی، ریشه‌ای مشترک دارند و از منبعی مشترک تغذیه می‌کنند که نیروی کیهانی نامیده می‌شود.

---

۱۹. در این جا، برای سادگی توضیح، «نیروی کیهانی» و «نیروی حیات»، معادل هم در نظر گرفته شده است. اما این دو که در کنار «شعور حیات» عامل شکل‌گیری موجودات هستند، با یکدیگر تفاوت دارند. اگر حیات کیهانی را به مثابه موتور یک خط تولید بدانیم، نیروی کیهانی به منزلهی سوخت این موتور و شعور کیهانی به منزلهی اطلاعات حرکت این ماشین می‌باشد.

در برخی از انواع طب مکمل و تکنیک‌های حفظ سلامت، این نیرو از راه «تخیل» به کار گرفته می‌شود و فرد در حالی که خیال می‌کند این نیرو را استنشاق می‌کند، آن را به داخل بدن خود فرو می‌کشد و به سوی سایر بخش‌های وجود خود هدایت می‌کند تا این نیرو در این بخش‌ها، نیرو بخشی و کارهای لازم را انجام دهد (برای مثال در یوگا) و یا تخیل خود را با حرکت دست در هوا همراه می‌کند و احساس می‌کند که این نیرو با دست او برخورد دارد و او آن را جذب می‌کند (برای مثال، در تای چی). اما مشکل این است که سرانجام پس از سال‌ها تمرین، زمانی که فرد مدعی حس کردن نیروی کیهانی شود، مشخص نیست که این احساس، خیالی و در اثر شرطی شدن است یا واقعیت دارد.

ب) افسردگی و انواع آن:

حواس پنجگانه، طرز تلقی انسان از محیط، جهان هستی مادی و حوادث بیرونی را به مغز او گزارش می‌کنند. این گزارش از فیلتر و چارچوبی عبور می‌کند که آن را «بینش» می‌نامیم. این فیلتر بر اساس طرز فکر، تجربه، برداشت‌های فردی و تأثیرات محیطی از قبل برنامه‌ریزی شده است تا شدت و ضعف، ارزش وجودی یک حادثه و دیگر معیارهای آن را ارزیابی کند.

«بینش»، عبارت از تلقی انسان از خود و جهان هستی است. پس از عبور اطلاعات از این چارچوب و طبق برنامه‌ریزی‌های موجود در آن، ذهن واکنش ادراکی لازم را نشان می‌دهد و ذهنیت ما درباره‌ی آن حادثه شکل می‌گیرد. سپس، نوبت به واکنش روان می‌رسد که نوع احساس ما در مقابل هر حادثه را تعیین می‌کند. بعد از این مراحل، نتیجه‌گیری ذهن و روان به مغز مخابره می‌شود و مغز این پیام‌های مخابره شده را به زبان فیزیک و جسم ترجمه می‌کند تا به صورت پیام‌های شیمیایی و عصبی به بدن منتقل شود و پس از آن، جسم به این پیام‌ها واکنش نشان دهد. در ضمن، ادراکات و احساسات نیز پس از مخابره و ترجمه توسط بخش‌های مختلف مغز، به وسیله‌ی پیام‌های شیمیایی برای ما آشکار می‌شود.

در یک نمودار ساده، می‌توان نحوه‌ی شکل‌گیری مراحل مختلف افسردگی را نشان داد:

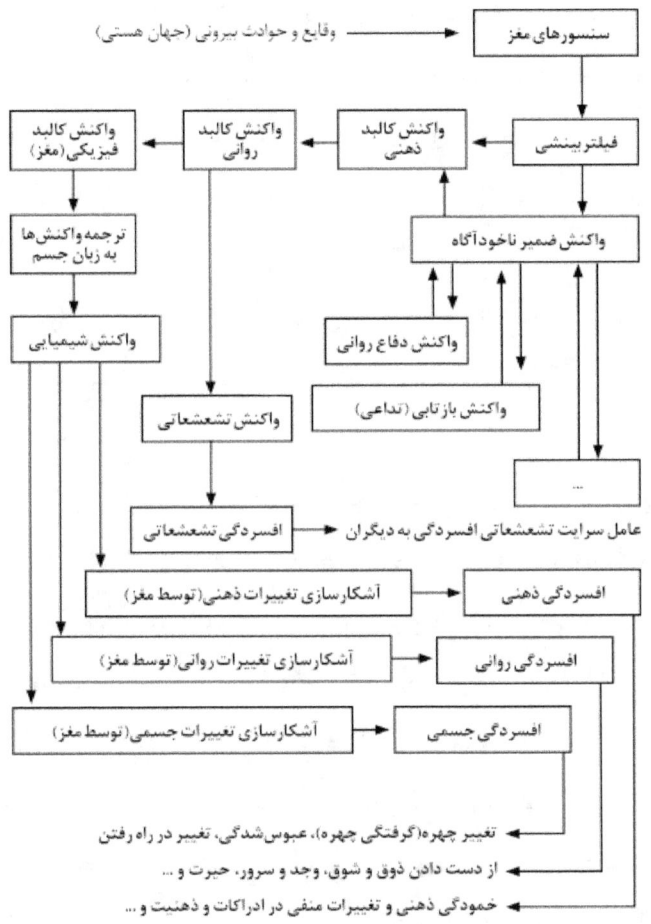

مطابق این نمودار، «**افسردگی تشعشعاتی**» اولین مرحله‌ای است که تشعشع فرد در آن تغییر می‌کند. در این مرحله، هیچ علامت دیگری مبنی بر افسردگیِ ظاهری دیده نمی‌شود و خود فرد نیز اظهاری مبنی بر افسردگی نمی‌کند . اما مدتی بعد، افسردگی به ذهن نیز سرایت می‌کند و «**افسردگی ذهنی**» آغاز می‌شود و به تدریج، آثار افسردگی در ادراکات فرد

انعکاس پیدا می‌کند. اما در این مرحله هنوز احساسات از افسردگی تاثیر نمی‌پذیرد و شخص می‌تواند احساسات مثبت بروز دهد. با گذشت زمان و ادامه‌ی روند افسردگی، روان نیز درگیر می‌شود و احساسات تحت تأثیر قرار می‌گیرد و به سمت منفی گرایش می‌یابد. این مرحله را «**افسردگی روانی**» می‌نامیم. در این مرحله، تشعشع فرد و احساساتش کاملاً منفی و ادراکات او مخدوش است. با ادامه‌ی این روند، سرانجام آثار مخرب افسردگی به جسم نیز سرایت می‌کند و حرکات، راه رفتن و حالات چهره و بدن، اُفت و خمودی می‌یابد.

با ادامه‌ی روند افسردگی، تشعشعات افسردگی نیز گسترش می‌یابد و به طور کامل، با بدن منطبق می‌شود. (شکل ۲۶)

با گذشت زمان و درگیر شدن جسم، افسردگی تشعشعاتی نیز به راحتی تمام بدن را در مدارهای بیضی شکل، تسخیر می‌کند و زمانی که تمام بدن را فرا گرفت، از ورود جریان‌های مثبت (مانند نیروی کیهانی و انرژی‌های مختلف کیهانی که برای فعالیت چاکراها و راکتورهای انرژی لازم است)، جلوگیری می‌کند. در نتیجه، به دنبال این اختلال، بخش روان، قدرت خود را در تفکیک احساسات و بخش ذهن، توانایی خود را در تشخیص ادراکات از دست می‌دهد و به دنبال آن، هرچند فرد معنای همه چیز را خوب می‌فهمد، قادر به درک و احساس پدیده‌ها نیست و به تدریج، همه چیز برای او می‌میرد. برای مثال، فرزند خود را خوب می‌شناسد؛ اما دیدن فرزند احساسی را در او بر نمی‌انگیزد. در این حالت، فرد رابطه‌ها را درک نمی‌کند و ارتباط معرفتی او با بیرون از خودش، به طور کامل قطع می‌شود، ارزش و اهمیت پدیده‌ها در نظر وی از بین می‌رود و حالتی برایش ایجاد می‌شود که آن را «**مرگ نامحسوس**» می‌نامیم.

- **افسردگی تشعشعاتی**: زمانی که نرم‌افزار بینش، حوادث بیرونی را با نگرش منفی تعبیر و تفسیر کند، کالبد روانی، تشعشعات منفی ایجاد می‌کند. این تشعشعات ممکن است باعث آلودگی و درگیری دیگران شود و آن‌ها را تحت الشعاع خود قرار دهد؛ یعنی

افرادی که با اشخاص افسرده ارتباط داشته باشند، پس از مدتی، احساس افسردگی می‌کنند. «افسرده دل، افسرده کند انجمنی را».

(از جمله گروه‌هایی که به شدت در معرض آلودگی‌های تشعشعاتی قرار دارند، روان‌پزشکان هستند.)

در یک کلام می‌توان گفت که تفکرات انسان یا جنبه‌ی مثبت دارد یا منفی. درصورتی که مثبت باشد، تشعشعات مثبت ایجاد می‌کند و به دنبال آن، شکوفایی و روحیه‌ی مثبت شکل می‌گیرد.

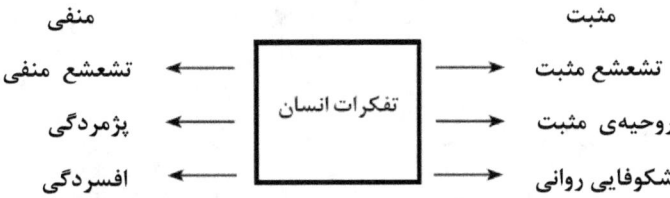

مثبت				منفی
تشعشع مثبت	←	تفکرات انسان	→	تشعشع منفی
روحیه‌ی مثبت	←		→	پژمردگی
شکوفایی روانی	←		→	افسردگی

اما اگر این تفکرات منفی باشد، تشعشعات ایجاد شده، کالبد روانی را آلوده می‌کند و در مدارهای بیضی شکلی که به نظر می‌رسد مبدأ آن، منطبق بر مرکز مغز است، شروع به رشد می‌کند و به‌تدریج، همه‌ی وجود را فرا می‌گیرد (شکل ۲۶).

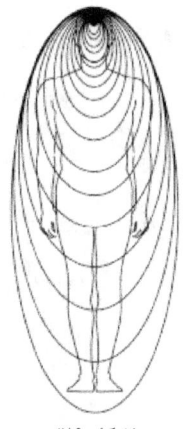

(شکل ۲۶)

توزیع تشعشعات منفیِ افسردگی در کالبد روانی و انطباق آن با کالبد فیزیکی

- **افسردگی ذهنی:** دومین مرحله‌ی افسردگی، افسردگی ذهنی است که در آن، پس از آلودگیِ تشعشعاتی، درگیری به ذهن فرد کشیده می‌شود و به تدریج، آثار تفکرات ذهنی منفی در شخص پدیدار می‌گردد. اما در این مرحله، فرد هنوز توانایی ابراز احساسات مثبت مانند خندیدن و شوخی کردن را دارد.

- **افسردگی روانی:** سومین مرحله‌ی افسردگی، «افسردگی روانی» است که طی آن، درگیری از ذهن شخص به روان او گسترش می‌یابد و از این پس، روان نیز متأثر می‌شود و احساسات فرد به سمت منفی سوق می‌یابد. در این مرحله، علائم پژمردگی در روحیه‌ی شخص ظاهر می‌شود.

- **افسردگی جسمی:** تداوم افسردگی، منجر به انتقال آن به جسم می‌شود و نشانه‌های افسردگی را در آن آشکار می‌کند. در این صورت، چهره‌ی فرد و حتی نحوه‌ی گفتار و حرکت او تغییر می‌کند و به دنبال آن، راه بر تشعشعات مثبت و از جمله، بر احساس اسکن با شعور کیهانی بسته می‌شود و در نهایت، پس از این که همه‌ی وجود فرد از تشعشعات افسردگی اشباع شد، به وضعیتی می‌رسد که می‌توان آن را مرحله‌ی مرگ نامحسوس نامید. در آن صورت، ارتباط معنایی و معرفتی فرد با دنیای بیرون، قطع می‌شود و هر چند مفهوم آن‌چه را می‌بیند یا می‌شنود، می‌فهمد، در او هیچ انگیزشی ایجاد نمی‌شود. بنابراین، برخی از کسانی که در ابتدا خوب متوجه ارتباط با شعور کیهانی نمی‌شوند، افراد افسرده‌ای هستند که یا اصلاً جریان اِسکن را متوجه نشده‌اند یا آن را تنها تا ناحیه‌هایی از بدن خود حس می‌کنند. در چنین حالتی، می‌توانیم بفهمیم که چه محدوده‌ای از کالبد روانی فرد را تشعشع منفی افسردگی اشغال کرده است.

ج) آزمایش و درمان افسردگی تشعشعاتی:

اغلب، در هنگام انجام اِسکن نیروی کیهانی در می‌یابیم نیروی کیهانی که وارد بدن فرد

می‌شود، تا محدوده‌ای نفوذ می‌کند و در آن‌جا قفل می‌شود. در این حالت، افراد گزارش می‌کنند که نیرویی در مقابل جریان ورودی قرار دارد. این محدوده، تقریباً نشان می‌دهد که چه محدوده‌ای از بدن را تشعشع منفی افسردگی اشغال کرده است.

با ادامه‌ی اسکن، پیشروی نیروی کیهانی به سمت مرکز مغز (شکل ۲۶) آغاز می‌شود و با رسیدن نیرو به آن مرکز، تشعشع منفی افسردگی خنثی و عارضه‌ی افسردگی برطرف می‌شود.

(بدیهی است که هنگام انجام این تست بر افرادی که دچار افسردگی تشعشعاتی نیستند، در همان اولین اقدام، پیشروی کامل نیروی کیهانی به داخل بدن گزارش می‌شود.)

۷ - قواعد حاکم بر فرادرمانی

قوانین شعور حاکم بر انسان و سلول

- هر سلولی، شعور منحصر به خود را دارد که شامل شرح وظیفه‌ی آن سلول است.

- نظارت بر شعور سلولی، بر عهده‌ی «کالبد ذهنی»[۲۰] انسان است که کیفیت شعوری و شرح وظیفه‌ی هر سلول را تعیین می‌کند.

- ارتباط شعور سلول و شبکه‌ی شعور کیهانی، از طریق «کالبد ذهنی» صورت می‌گیرد.

- شعور دارای تشعشع است. اجزاء تحت تأثیر تشعشعات یکدیگر و افراد نیز تحت‌تأثیر شعور تشعشعاتیِ یکدیگر قرار می‌گیرند.

- افکار، احساسات و بیماری انسان نیز دارای تشعشعات شعوری است.

- مجموعه‌ی شعور تشعشعاتیِ گروهی از افراد، «روح جمعی» آن مجموعه است که به این ترتیب، روح جمعیِ خانواده، جامعه و بشریت ایجاد خواهد شد.

---

۲۰. برای آشنایی با «کالبد ذهنی»، به فصل سوم مراجعه شود.

- شعور سلول، به طور مستقیم، هم از طریق شعور کیهانی و هم از طریق شعور ماده، اصلاح پذیر است.

- زمانی که «اصلاح شعور سلولی» به طور مستقیم از طریق شعور کیهانی انجام می‌شود، هیچ اشتباهی رخ نمی‌دهد و با عارضه‌ای جانبی رو به رو نخواهیم شد؛ اما زمانی که از شعور ماده استفاده می‌کنیم، اول این که امکان تشخیص غلط وجود دارد و دوم این که احتمال دارد شعوری که برای سلول خاصی مناسب است، برای سلول دیگر، نامناسب باشد.

اصول مهم در فرادرمانی

فرادرمانی، تابع اصولی است که توجه به آن‌ها ضروری می‌باشد. این اصول مهم عبارت‌اند از:

۱. اولویت درمان، با پزشکی رایج است و در صورتی که مؤثر واقع نشد، فرادرمانگیر می‌تواند از فرادرمانگران برای آزمایش فرادرمانی کمک بگیرد. **فرادرمانگر**، کسی است که فرادرمانی را روی فرادرمانگیر آزمایش می‌کند و **فرادرمانگیر**، کسی است که از درمان‌های رایج، نتیجه نگرفته است. بنابراین، اگر فرد بیماری به دنبال تجربه‌ی فرادرمانی باشد، این طور تلقی می‌شود که از طب رایج، نتیجه نگرفته است (لازم است این موضوع به فرادرمانگیر تفهیم شود.)

۲. کسانی که دارو مصرف می‌کنند و نمی‌توانند یک‌باره آن را قطع کنند؛ اما تاکنون از درمان رایج نتیجه نگرفته‌اند، می‌توانند از فرادرمانی استفاده کنند و پیشرفت‌های درمانی را زیر نظر پزشک معالج خود پی بگیرند و با نظر او اقدام به کاهش دارو کنند. بنابراین، بدیهی است که تمام مسؤولیت استفاده از دارو یا ترک آن، به عهده‌ی فرادرمانگیر و پزشک او است؛ نه فرادرمانگر.

۳. اطلاع از نوع بیماری فرد، در فرادرمانی تأثیر ندارد. نوع بیماری اشخاص، محرمانه

است و فرادرمانگر، حق پرسیدن آن را ندارد؛ مگر این که بیمار مایل باشد درباره‌ی نوع بیماری خود توضیح دهد. البته این موضوع نیز به فرادرمانگر کمک نمی‌کند.

۴. زمانی که فرادرمانگر برای فردی ایجاد اتصال می‌کند، خود نیز در معرض اتصال و اِسکن قرار خواهد گرفت.

۵. فرادرمانی ◄— اسکن شعور کیهانی ◄— بیرون ریزی ◄— درمان

۶. نبود احساس اِسکن و ارتباط ممکن است به علل زیر باشد:

الف- تشتت ذهنی (آشفتگی ذهنی شدید)

ب- افسردگی

پ- قفل ذهنی

قفل ذهنی، نتیجه‌ی عملی برنامه‌ریزی‌های ضمیر ناخودآگاه است که در بیشتر افراد، از دوران طفولیت و کودکی، بر مبنای عقل، علم و دانش، برنامه‌ریزی شده است. دراین حالت، این برنامه، از ورود و احساس تمام مسائل غیرعقلانی و خارج از چارچوب منطق، جلوگیری و چنین اطلاعاتی را سانسور می‌کند و در نتیجه، فرد از قبول و تجربه‌ی متافیزیک محروم می‌شود و احساس‌های مربوط به آن نیز در او سانسور خواهد شد. در واقع، این نرم‌افزار چنان برنامه‌ریزی شده است که بر اساس آن، چیزی خارج از عقل، علم و واقعیت وجود ندارد و چون فرادرمانی، نزد بیمار، توجیه علمی و عقلانی ندارد، نرم‌افزار ناخودآگاه، اجازه‌ی ورود اطلاعات مربوط به آن را نمی‌دهد و در مقابل آن، قفل ذهنی ایجاد می‌کند. ممکن است شکسته شدن این قفل، نیاز به زمان داشته باشد.

ت- عدم حضور در حلقه‌ی فرادرمانی، بی‌طرف نبودن، موضع‌گیری منفی و داشتن احساس تمسخر نسبت به آن و ...

تبصره یک: غیر از مورد آخر، حس نکردن اِسکن و برقراری ارتباط، در فرادرمانگری و

فرادرمانگیری تأثیری ندارد.

تبصره دو: فرادرمانی، انرژی درمانی (نیرو درمانی) نیست؛ زیرا انرژی‌درمانی به حوزه‌ی پلاریتی بدن درمانگر متکی است؛ اما فرادرمانی، با تکیه به شبکه‌ی شعور کیهانی انجام می‌شود. حوزه‌ی پلاریتی، در تمام انسان‌ها وجود دارد؛ ولی در بعضی افراد، قوی‌تر است. «انرژی درمانی» جزء بسیار کوچکی از «فرادرمانی» است. فرادرمانگران باید به این نکته توجه کافی داشته باشند تا شبکه‌ی شعور کیهانی به بهترین نحو معرفی شود.

۷. هر تعداد فرادرمانگر می‌توانند در یک زمان برای یک فرادرمانگیر، فرادرمانی انجام دهند و همچنین، فرادرمانگیران متعددی می‌توانند در یک زمان، از یک فرادرمانگر کمک بگیرند. نتایج حاصل، مشابه خواهد بود و تأثیری در نتیجه نخواهد داشت. در ضمن، به دلیل این که درمان را شعور کیهانی انجام می‌دهد، تفاوتی بین فرادرمانگران وجود ندارد.

۸. داشتن ایمان و اعتقاد، برای اتصال لازم نیست و تنها شرط لازم، شاهد بودن است.

۹. نوع بیماری (مادرزادی و ژنتیکی، عیب در عملکرد اعضا، بیماری‌های عفونی، معایب مکانیکی، کهولت و خستگی، اشکالات ذهنی، روانی، روان‌تنی، ذهنی تنی و ...)، مزمن یا حاد بودن و قدمت بیماری، تأثیری در فرادرمانی ندارد.

۱۰. ارتباط راه دور فرادرمانگیر می‌تواند در تمام مدت شبانه روز و به تعداد دفعاتی که او مایل است، انجام شود و محدودیت ندارد. همچنین، زمان ارتباط با ساعت محلی تعیین می‌شود و فرادرمانگیر، هر جای دنیا باشد، می‌تواند ساعت‌های ارتباط خود را به وقت محلی به فرادرمانگر اعلام کند. فرادرمانگر نیز همین زمان‌ها را به شبکه اعلام می‌کند.

۱۱. بین فرادرمانی از راه دور یا نزدیک تفاوتی نیست و تأثیر هر دو، در نتیجه‌ی درمان یکسان است و به توان، لیاقت، استعداد و ... فرادرمانگر بستگی ندارد.

۱۲. در موارد زیر، فرادرمانی یک طرفه، اثر فرادرمانی دو طرفه را دارد:

- اطفال و کودکان

- بیماران اغمائی

- بیماران خیلی مسن

- عقب مانده‌های ذهنی

- بیماران روانی- ذهنی

- موارد اورژانس

- بیماران خاص مانند بیماران آلزایمری که قادر به ارائه‌ی گزارش نیستند

۱۳. فرادرمانگیرانی که محل زندگی آن‌ها در نقاطی است که ساعت محلی آنان با ساعت محلی فرادرمانگر تفاوت دارد، زمان ارتباط‌های فرادرمانی را به وقت محلی خود اعلام می‌کنند و فرادرمانگر نیز برای اعلام این زمان‌ها به شبکه‌ی شعور کیهانی، از همان زمان‌ها استفاده خواهد کرد و نیازی به تبدیل آن‌ها به زمان محلی خود ندارد.

۱۴. بهتر است تا حد امکان، فرادرمانی از راه دور و بدون تماس دست صورت بگیرد و طی فرادرمانی، فرادرمانگر از خوراندن هرچیز حتی آب، خودداری کند. (در صورت نیاز، این کار را اطرافیان فرادرمانگیر انجام می‌دهند تا از ایجاد شبهات احتمالی، جلوگیری شود.)

۱۵. فرادرمانگری، کارما یا عکس‌العمل منفی در انسان بر نمی‌انگیزد؛ زیرا شعور الهی آن را انجام می‌دهد؛ نه فرادرمانگر.

۱۶. افراد، نباید قبل از دریافت لایه‌ی محافظ، فرادرمانگری کنند؛ زیرا در معرض تشعشعات منفی بیمار و نفوذ موجودات غیرارگانیک قرار می‌گیرند (که آثار آن در کوتاه مدت و طولانی مدت، پدیدار خواهد شد). لایه‌ی محافظ، پس از مکتوب نمودن سوگندنامه (تعهد اخلاقی مبنی بر استفاده‌ی مثبت و انسانی)، به فرد تفویض می‌شود و در مقابل تشعشعات شعور معیوب سلولی و سایر تشعشعات منفی و تداخل موجودات غیرارگانیک، از فرادرمانگر محافظت می‌کند.

۱۷. به دلیل این که فرادرمانی را شعور کیهانی انجام می‌دهد، فرادرمانگر حق ندارد هیچ بیماری‌ای را درمان ناپذیر بداند.

۱۸. با توجه به این که شبکه‌ی شعور کیهانی، مجموعه‌ی هوشمندیِ حاکم بر جهان هستی است و ماده یا انرژی نیست، بُعد زمان و مکان بر آن حاکم نمی‌باشد و درمان از راه دور یا نزدیک، توسط آن امکان‌پذیر است.

۱۹. نظر به این که فرادرمانی توسط شعور کیهانی انجام می‌گیرد، فرادرمانگر حق ندارد از بابت انجام آن، چیزی را به خود منتسب کند.

۲۰. از آن جا که شعور الهی نیاز به هیچ مکملی ندارد، هیچ چیزی را تحت هیچ نام و عنوانی نمی‌توان به آن افزود. این موضوع، به راحتی ثابت می‌شود؛ چرا که با حذف عامل اضافی، اتصال فرادرمانی همچنان تأثیر دارد و این، حق را از باطل جدا می‌کند و بدعت‌گذاران و متقلبان را رسوا خواهد کرد. (در این زمینه، هیچ بدعتی پذیرفته نیست و هر بدعتی فقط نشان‌دهنده‌ی میل فرد به خودنمایی و مطرح کردن خود است.)

۲۱. ارتباط راه دور فرادرمانگیر، به‌صورت نشسته، ایستاده و درازکش، به هر حالت و وضعیتی، به هر سمتی که مقدور باشد، و در هر محل ثابت یا متحرک (مانند درون اتوبوس، هواپیما، کشتی و ...) قابل برقراری است.

۲۲. دردها و بیماری‌های فعلی و همچنین، پرونده‌ی بیماری‌های گذشته‌ی فرادرمانگیر (که یا درمان نشده یا ناقص درمان شده‌اند) بازخوانی و علائم آن، آشکار می‌شود و مطابق الگوهای زیر، روند درمان آغاز می‌گردد. در پاره‌ای از موارد، درمان سریع صورت می‌گیرد.

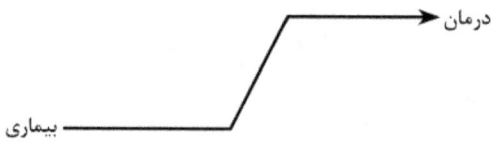

در بسیاری از موارد، ابتدا علائم درد و بیماری به اوج می‌رسد و سپس شروع به کاهش می‌کند و در پی آن، درمان تحقق می‌پذیرد. منظور از اوج علائم بیماری، بازسازی این علائم است. علائم بیماری را حافظه‌ی سلولی بروز می‌دهد تا روند بهبود پی‌گیری شود و شعور سلولیِ سالم، جایگزین آن گردد.

برای مثال، اگر توموری در بدن بیمار باشد، پس از اِسکن فرادرمانی، علائم آشکارکننده‌ی آن، فعال می‌شود؛ اما تومور هرگز بزرگ‌تر نخواهد شد؛ بلکه درد و آثار آن ظاهر می‌شود و به دنبال آن، شاهد آغاز روند درمان و بهبود خواهیم بود. همین طور، در بیمار مبتلا به آلرژی، بعد از برقراری اتصالِ فرادرمانی، علائم آلرژی بروز می‌کند و ممکن است به اوج برسد؛ اما پس از مدتی، کاهش می‌یابد و روند درمان و بهبود آغاز می‌شود. چنان که به دنبال فرادرمانی روی بیمار مبتلا به میگرن نیز، علائم میگرن ظاهر می‌شود و تا مرحله‌ی اوج پیش می‌رود و پس از آن، با کاهش علائم، روند بهبود نمایان می‌شود.

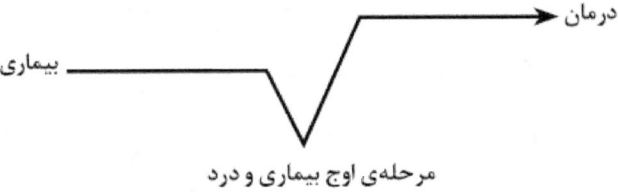

درمان
بیماری
مرحله‌ی اوج بیماری و درد

- درمان بیماری‌های «روان‌تنی» (سایکوسوماتیک) مطابق نمودارهای زیر است:

۱. نمودار E-A بیماران روان‌تنی

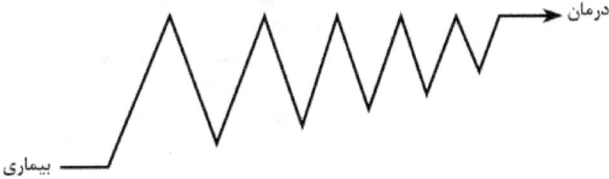

درمان
بیماری

۲. نمودار E-B بیماران روان تنی

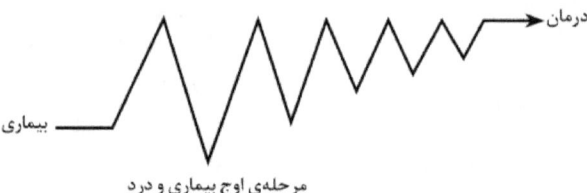

۳. نمودار E-C بیماران روان تنی با مشکلات بینشی

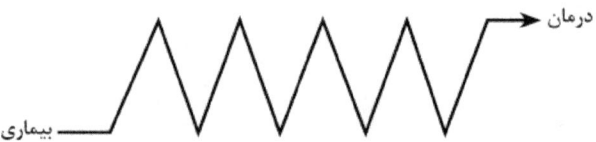

– درباره‌ی بیماران «ذهنی» نمودار درمان به صورت‌های زیر است:

۱. نمودار M-A۱

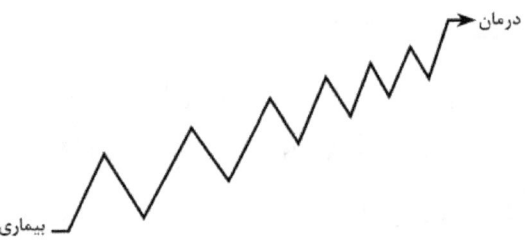

۲. نمودار M-A۲

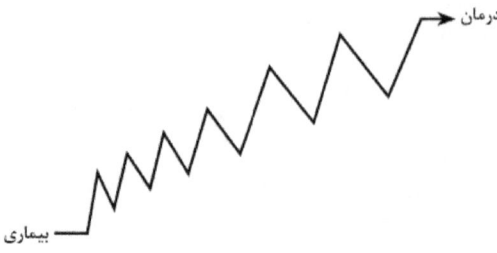

۳. نمودار M-B۱

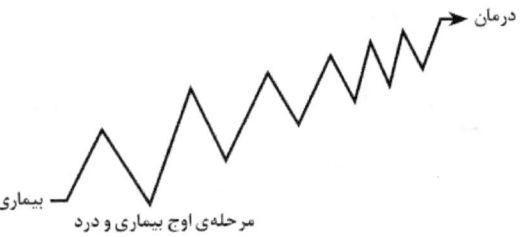

۴. نمودار M-B۲

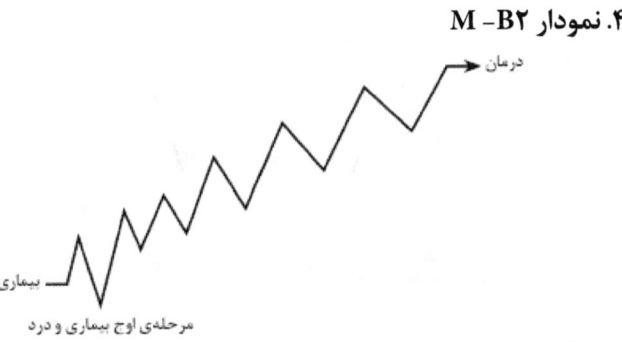

۵. نمودار M-CA۱: با فرم کلی نمودار M-A۱ ولی با فرم نامنظم.

۶. نمودار M-CA۲: با فرم کلی نمودار M-A۲ ولی با فرم نامنظم.

۷. نمودار M-CB۱: با فرم کلی نمودار M-B۱ ولی با فرم نامنظم.

۸. نمودار M-CB۲: با فرم کلی نمودار M-B۲ ولی با فرم نامنظم.

- نمودار درمان بیماران «جسمی» و «روانی» به‌صورت‌های زیر است:

الف. بدون بیرون‌ریزی

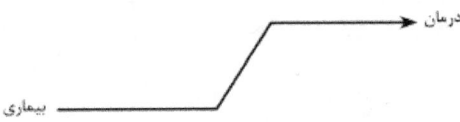

ب. با بیرون‌ریزی

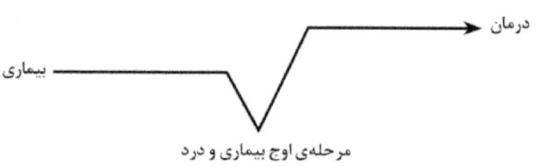

– در اسکن فرادرمانی، ترس‌های دوران کودکی نیز آشکار می‌شود. این ترس‌ها در ضمیر ناخودآگاه فرد، ثبت و ضبط است. در این وضعیت، با دو دسته گزارش رو به رو خواهیم شد. دسته‌ی اول، گزارش افرادی است که درگذشته، هیچ سابقه‌ای از وجود ترس نداشته‌اند. این عده، پس از اسکن فرادرمانی، با ترس‌های مبهم و ناشناخته‌ای رو به رو می‌شوند که از چگونگی آن، هیچ اطلاعی ندارند. در بسیاری از موارد، این ترس یا ترس‌ها، ابتدا افزایش می‌یابد و پس از دوره‌ای بیرون‌ریزی، کاهش و خاتمه پیدا می‌کند. این بیرون‌ریزی، ممکن است در خواب و به صورت کابوس هم اتفاق بیفتد.

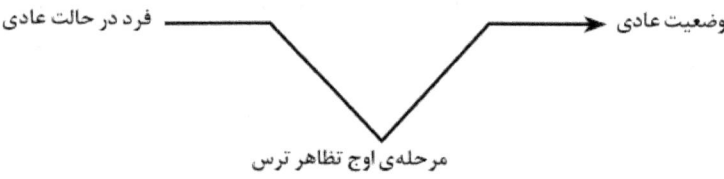

دسته‌ی دوم، درباره‌ی افرادی است که سابقه و گزارش ترس را دارند و از آن رنج می‌برند. در این افراد، پس از اسکن فرادرمانی ممکن است، ابتدا ترس آن‌ها افزوده شود و پس از آن، کاهش و سرانجام، خاتمه یابد.

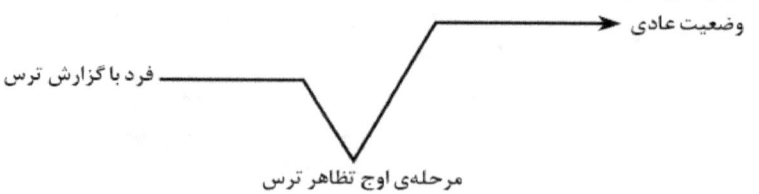

۲۳. در فرادرمانی، عوامل انسانی، خصوصیات فردی، شرایط جغرافیایی و اقلیمی، امکانات و توانایی فردی و سایر موارد زیر نقش ندارد:

- سن، جنس، نژاد و ملیت، استعداد، میزان تحصیلات، معلومات، نوع تفکرات، اعتقادات و...
- ریاضت، ورزش، نوع تغذیه و ...
- تیپ شخصیتی افراد مانند تیپ دموی، بلغمی، سوداوی و صفراوی و یا تیپ‌های واتا، پیتا، کافا و همچنین تیپ‌های اِندومورفی، مِزومورفی، اِکتومورفی و ...
- قیافه‌ی افراد از نظر ریخت‌شناسی (مورفولوژی)
- سعی، کوشش، تلاش، اراده، تقلا و ...
- تخیل، تصور و تجسم، ذکر و مانترا، ترسیم نماد و سمبل، تلقین و تکرار، تمرکز و ...
- علم اعداد، موقعیت ستارگان، سال و ماه تولد افراد و...

نمودارهای فرادرمانی و دلایل بازگشت بیماری

درصد چشمگیری از بیماران، با یک بار ارتباط فرادرمانی، بهبود می‌یابند و از چنگ بیماری رها می‌شوند.

این مسأله، ارتباطی به نوع بیماری، حاد و مزمن بودن آن و مدت درگیری بیمار با بیماری و ... ندارد. درمان این بیماران، مطابق نمودار زیر است:

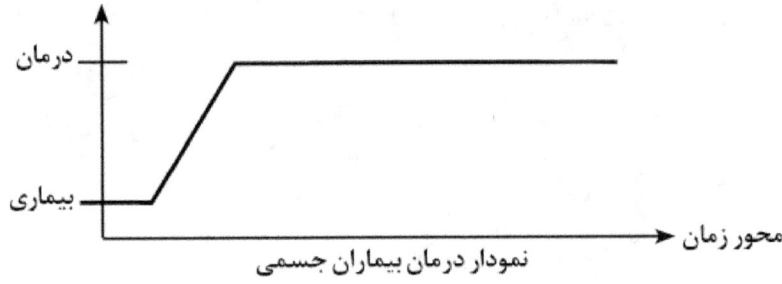

نمودار درمان بیماران جسمی

اما در بعضی مواردِ فرادرمانی، مشاهده می‌شود که پس از بهبود و درمان، بیماری باز می‌گردد. دلایل بازگشت بیماری را می‌توان به شرح زیر خلاصه کرد:

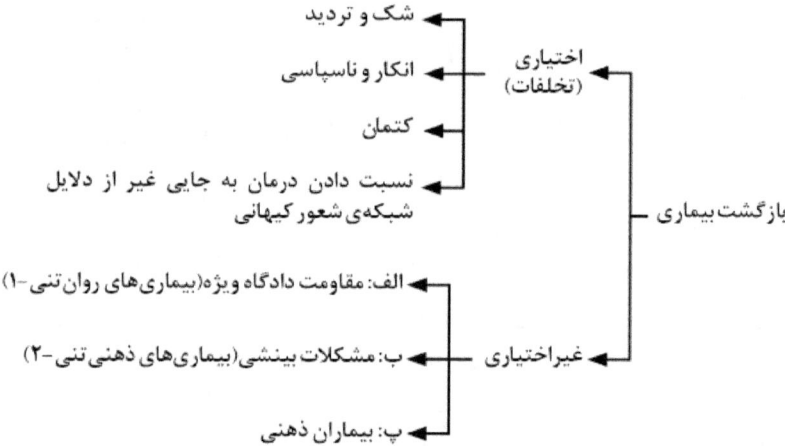

الف) دلایل «اختیاری» بازگشت بیماری

این نوع بازگشت، زمانی رخ می‌دهد که بیمار به صورت اختیاری، مرتکب تخلفاتی شود که در اثر آن، نقش شعور کیهانی را در درمان نادیده بگیرد یا آن را کتمان کند. نمونه‌های بارز این تخلفات، شک و تردید، انکار و ناسپاسی، کتمان و نسبت دادن درمان به جایی غیر از شبکه‌ی شعور کیهانی است. درصورت بروز این تخلفات، ممکن است بیمار مدت زمان T۱ را در بهبودی به سر ببرد؛ اما ناگهان بیماری باز گردد و حال بیمار مانند دوران قبل از درمان شود.

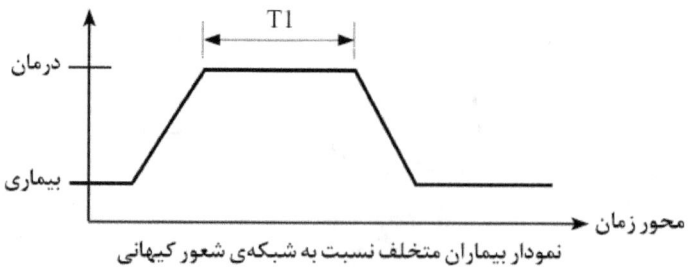

نمودار بیماران متخلف نسبت به شبکه‌ی شعور کیهانی

ب) دلایل«غیر اختیاریِ» بازگشت بیماری

این نوع بازگشت، در بیمارانی رخ می‌دهد که عامل اولیه و اصلی بیماری جسمی آن‌ها، اختلالات ذهن (مشکلات بینشی) یا روان است.

در این صورت، بدون این که خود این افراد در بازگشت بیماری نقشی داشته باشند، درمان آن‌ها براساس ساز و کارهای روان و ذهن، با مقاومتِ (دادگاه ویژه) روبه‌رو می‌شود که باعث بازگشت بیماری خواهد شد.

البته، چنان که نمودارها نشان می‌دهند با چند بار تکرار فرادرمانی، این مقاومت‌ها می‌شکنند و بیمار نجات پیدا می‌کند. در مطالب بعدی، نمودارهای درمانی این بیماران بررسی خواهد شد.

‐ مقاومت دادگاه ویژه

۱‐ نمودار E-A (در بیماران روان تنی)

این دسته از بیماران، در ابتدا بهبود پیدا کرده و پس از مدت زمان T۱ دچار بازگشت بیماری می‌شوند، اما گزارش آن‌ها نشان می‌دهد که وضعیت بیمار بهتر از دوره‌ی پیش از درمان است. با ادامه‌ی روند فرادرمانی، بیمار دوباره به وضعیت مطلوب می‌رسد و این وضعیت را طی زمان T۲ که از زمان T۱ طولانی‌تر است، حفظ می‌کند. پس از طی این زمان، بیماری دوباره بر می‌گردد؛ اما این بار هم وضعیت بیمار بهتر از دفعه‌ی قبل است. این روند، تا تثبیت وضع بیمار و رسیدن به شرایط مطلوب، ادامه می‌یابد.

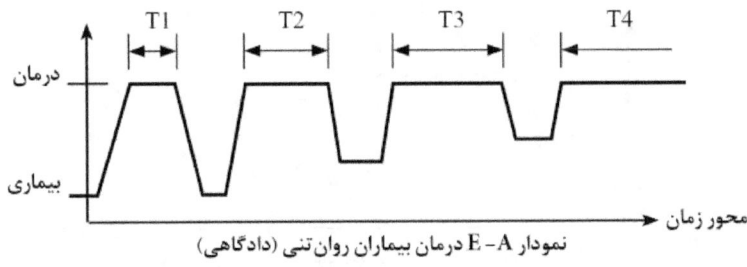

نمودار E-A درمان بیماران روان‌تنی (دادگاهی)

۲- نمودار E - B (در بیماران روان تنی)

نمودار این دسته از بیماران نیز مانند نمودارA است؛ با این تفاوت که دوران اولین بازگشت (که پس از زمان T۱ رخ می‌دهد) بسیار وخیم‌تر از وضعیت اولیه گزارش می‌شود؛ چنان که ممکن است بیمار نگران شود و فرادرمانی را ادامه ندهد.

البته، درصورت ادامه‌ی روند فرادرمانی، بیمار پس از چندین بار نوسان، دوباره به وضعیت درمان باز خواهد گشت.

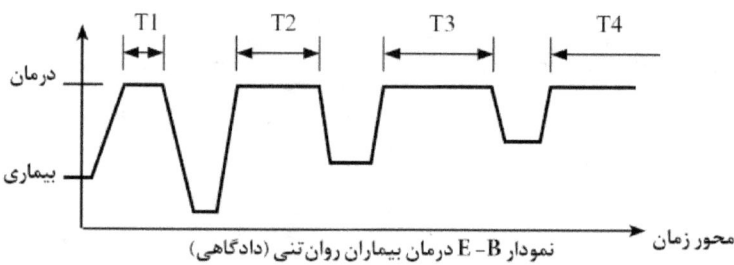

نمودار E - B درمان بیماران روان‌تنی (دادگاهی)

- مشکلات بینشی (بیماری‌های ذهنی- تنی)

علت بیماری بعضی از افراد، ضعف و مشکلات بینشی است. برای مثال، فردی که دچار ترس از مرگ بوده و شروع بیماری او در این رابطه باشد درصورتی که مشکلات بینشی او برطرف نشود، ممکن است پس از فرادرمانی و بهبودی، با شنیدن خبر مرگ، دیدن اعلامیه‌ی ترحیم و هر موضوعی که او را به یاد مرگ می‌اندازد، دوباره دچار بیماری شود و به وضعیت اولیه باز گردد. در فرادرمانی، به این نوع بیماری‌ها که ریشه‌ی آن‌ها مشکلات بینشی و ادراکی فرد می‌باشد، بیماری‌های ذهنی- تنی گفته می‌شود. از خصوصیات این دسته از بیماری‌ها این است که بر خلاف بیماری‌های روان تنی (که به مرور و در طی زمان طولانی بروز می‌کنند)، به یکباره و ناگهانی رخ می‌دهند.

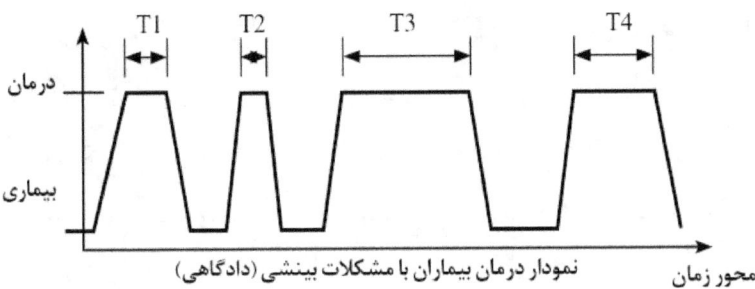

نمودار درمان بیماران با مشکلات بینشی (دادگاهی)

بنابراین، اتفاقاتی که درست قبل از بازگشت بیماری رخ می‌دهد، وجه مشترکی دارند که از بررسی آن‌ها می‌توان به مشکلات بینشی فرد پی‌برد.

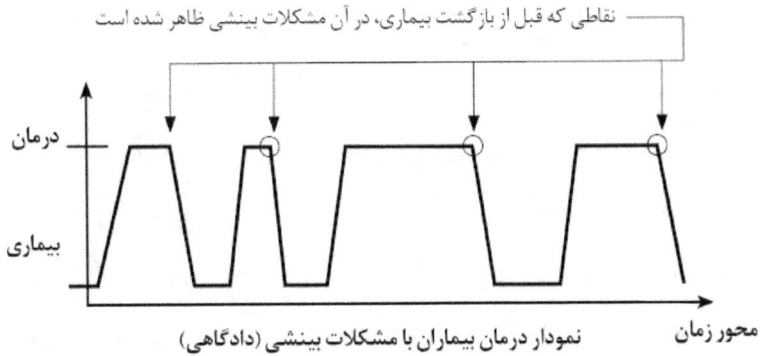

نمودار درمان بیماران با مشکلات بینشی (دادگاهی)

این دسته از بیماران، پس از آگاه شدن از مشکل بینشی خود، پذیرفتن آن و پس از این که خواستار رفع مشکل شدند، از حمایت شبکه‌ی شعورکیهانی برخوردار می‌شوند و تثبیت درمان آن‌ها نیز آغاز می‌گردد. از این رو، راهنمایی فرادرمانگران و توضیح نمودار به این گروه از بیماران، الزامی است.

- مشکلات ذهنی

در تقسیم‌بندی اختلالات، ، مشکلات عده‌ای، «ذهنی» محسوب می‌شود.

مشکلات ذهنی، عبارت است از هرگونه تفکر، رفتار و تمایل غیرعادی و مجموعه عواملی که در ادراکات انسان، ایجاد اختلال کند؛ مانند انحرافات جنسی، دیگر آزاری، خود آزاری، ناآرامی، عصبانی شدن بی‌دلیل، توهم‌های گوناگونِ ادراکی، القایی و پنداری، انواع اسکیزوفرنی (پارانوئید و ...)، وسواس، دو قطبی، مشکلات شخصیتی (چند شخصیتی بودن و ...)، ترس‌های غیرمنطقی (فوبیا) ، بیش‌فعالی، تمایل به خودکشی و ... .

(دیدگاه خاصی درباره‌ی این گروه از بیماری‌ها وجود دارد و اساس آن‌ها در کتاب «موجودات غیرارگانیک» اثر نویسنده، تشریح شده است.)

در زیر، نمودارهای بهبودی بیماران دارای مشکلات ذهنی ترسیم شده است. این نمودارها نشان می‌دهند که روند درمان و بهبودی این گروه، روی خطی با شیب مثبت طی می‌شود که آن را خط درمان می‌نامیم. حرکت روی این خط، زیگزاگی و به دو شکل کلی A و B است.

الف. نمودارهای گروه A در بیماران دچار مشکلات ذهنی

بیماران این گروه، با روندی زیگزاگی روی خط درمان، مسیر بهبودی را طی می‌کنند و وضعیت آن‌ها در هر بازگشت، بهتر از دفعه‌ی قبل است.

در نوع A۱ هر قدر روی خط درمان پیش برویم، دندانه‌های زیگزاگ درشت‌تر و زمان هر دندانه طولانی‌تر می‌شود، اما در نوع A۲ دندانه‌ها کوچک‌تر و زمان آن‌ها نیز کوتاه‌تر می‌شود.

۱. نمودار M-A۱ در بیماران با مشکلات ذهنی

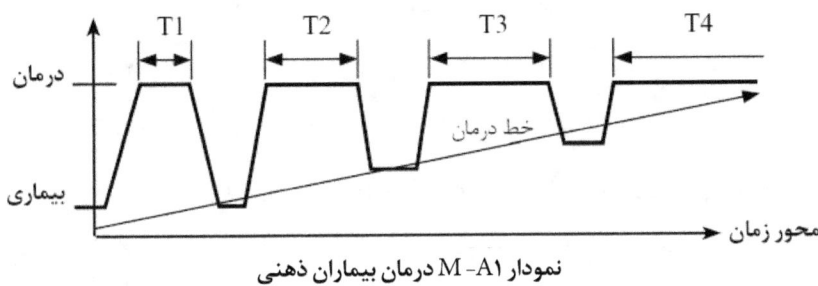

نمودار M-A۱ درمان بیماران ذهنی

۲. نمودار M-A۲ در بیماران با مشکلات ذهنی

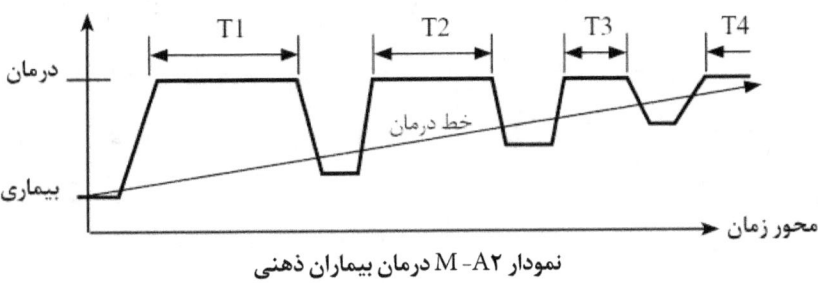

نمودار M-A۲ درمان بیماران ذهنی

۳. نمودار M-CA۱: مطابق با نمودار M-A۱ ولی با فرم نامنظم.

۴. نمودار M-CA۲: مطابق با نمودار M-A۲ ولی با فرم نامنظم.

ب. نمودارهای گروه B در بیماران دچار مشکلات ذهنی

نمودار درمان این دسته از بیماران نیز مانند نمونه‌های فوق است؛ زیرا درمان روی خط شیب‌دار صورت می‌گیرد؛ اما در دندانه‌ی ابتداییِ آن، برگشت وخیم است و گزارش بیمار از برگشت اولیه، از بدتر شدن وضع بیماری او حکایت می‌کند. ولی با ادامه‌ی روند درمان، مسیر بهبودی، مطابق با خط درمان طی خواهد شد. دو دسته‌ی کلی نمودار درمان این گروه

عبارت‌اند از:

۱. نمودار M-B۱ بیماران ذهنی:

در این نمودار، دندانه‌های زیگزاگی مسیر درمان، درشت‌تر و زمان آن‌ها طولانی‌تر می‌شود.

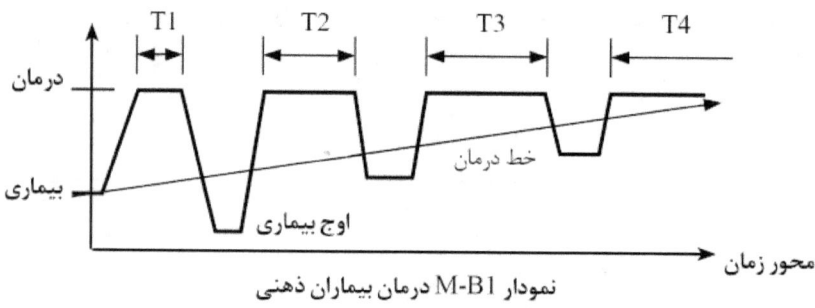

نمودار M-B1 درمان بیماران ذهنی

۲. نمودار درمان M - B۲ بیماران ذهنی:

در این نمودار، دندانه‌ها ریزتر و زمان‌ها کوتاه‌تر می‌شوند. نمودارهای فوق، مطلوب نیستند. چرا که بعد از تجربه‌ی اولین بازگشت (که باعث وخیم‌تر شدن وضعیت بیمار می‌شود) ممکن است بیمار از ادامه‌ی بیماری نگران و از پی‌گیری درمان منصرف شود. در این صورت، توضیحات فرادرمانگر و تشریح این نمودار، می‌تواند در توجیه بیمار، بسیار مؤثر باشد.

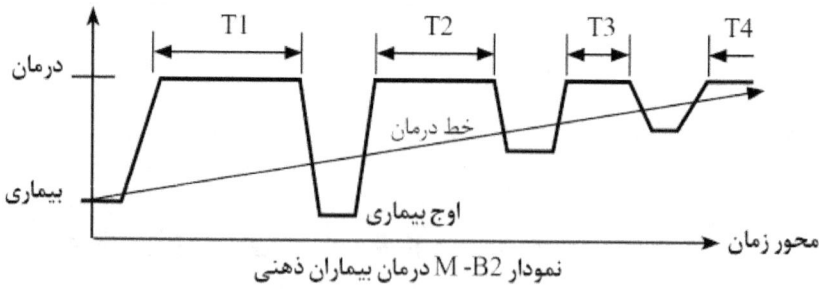

نمودار M- B2 درمان بیماران ذهنی

۳. نمودار M-CB۱: مطابق با نمودار M-B۱ ولی با فرم نامنظم.

۴. نمودار M-CB۲: مطابق با نمودار M-B ولی با فرم نامنظم.

نمودار درمان بیماری‌های بدون بازگشت

در بعضی از موارد، روند بهبود بیماری، بدون هیچ بازگشتی پیش می‌رود. از این جمله، می‌توان درمان بیماران روانی را نام برد که اغلب بدون برگشت و آنی است و روی خط شیب‌دار صورت می‌گیرد؛ اما زمان تثبیت آن در موارد مختلف، متفاوت است.

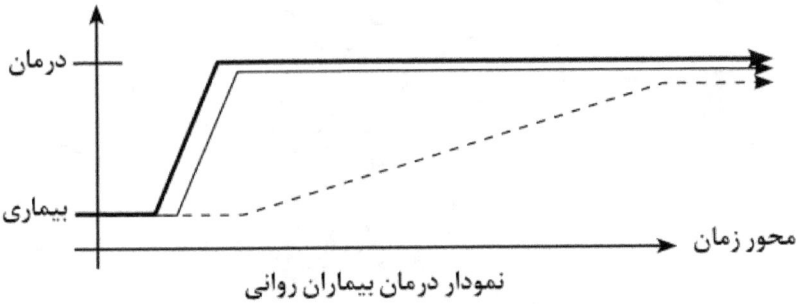

نمودار درمان بیماران روانی

مشکلات روانی عبارت‌اند از: هرگونه ناهنجاری احساسیِ مزمن و دائمی که جزء وجود فرد شده باشد و هر عاملی که روند احساسی انسان را غیرعادی نشان دهد؛ مانند:

- احساس نارضایتی دائم و پیوسته از خود، دیگران و محیط

- احساس عدم تحمل شرایط محیطی و تحریک‌پذیری دائمی

- احساس دل شوره، اضطراب و نگرانی

- احساس گناه و عذاب وجدان

- احساس غم و اندوه

- احساس بی‌انگیزگی، بی‌هدفی و بی‌تفاوتی

- احساس افسردگی

بیشتر مشکلات روانی (مانند احساس نگرانی، اضطراب و دلهره)، ریشه در ذهن بیمار

دارند و در اصل، ذهنی محسوب می‌شوند. این حالت‌ها، هر چند جزء احساسات ما هستند و مشکلات روانی به شمار می‌روند، اما از ذهنیت و بینش‌های غلط فرد ناشی می‌شوند و سپس روان را درگیر می‌کنند. احساس عذاب وجدان و نارضایتی نیز، می‌تواند از ذهنی مشکل‌دار که برنامه‌ریزی‌هایی نادرست دارد، ناشی شود و به دنبال آن، ذهن تصویرهای نادرستی را از جهان هستی ترسیم می‌کند و با ایجاد رعب و وحشتی که غیر واقعی و مصنوعی است، احساس ترس را به روان تحمیل می‌کند.

نمودار درمان بیماران دارای بیماری‌های متعدد (نمودار مختلط)

گاهی ممکن است فرد دچار بیماری‌های متعددی در حوزه‌های مختلف شده باشد که تمام آن‌ها، هنگام اسکن فرادرمانی، آشکار می‌شوند و روند بیرون‌ریزی آغاز می‌شود. در این صورت، چون هر بیماری، از نمودار خاص خود پیروی می‌کند، اغلب، گزارش‌های بیمار، بسیار غیرِ عادی خواهد بود.

در این موارد، نمودار درمان چندین بیماری بر یکدیگر منطبق می‌شود و اگر بیمار درباره‌ی وضعیت غیرعادی خود توجیه نشود، ممکن است از این همه بیرون‌ریزی، سر در گم و از ادامه‌ی درمان منصرف شود.

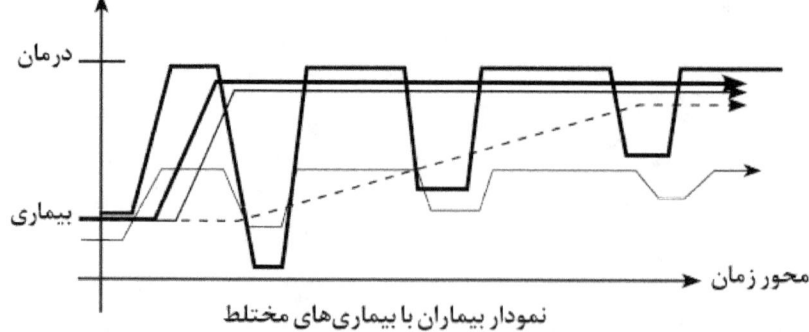

نمودار بیماران با بیماری‌های مختلط

فصل سوم

کالبدهای انسان
و برخی اجزای مرتبط با آن‌ها

۱) کالبدها

انسان، چندین هزار کالبد مختلف دارد که بخش غیر مادی (خارج از حوزه‌ی فرکانسِ قابل دید و حس انسان) وجود او را تشکیل می‌دهند.

تمام فعالیت‌های غیر نباتی انسان را کالبدهایی که خارج از جسم او قرار دارند، هدایت و رهبری می‌کنند و سیستم تغذیه‌ی انرژی این کالبدها، مجزا از سیستم تغذیه‌ی کالبد فیزیکی (بدن) عمل می‌کند. هرچند ساختار کالبدها در محدوده‌ی حواس و درک فیزیکی انسان نیست، با پیشرفت‌های فناورانه و به کمک عکس برداری‌های چند دهه‌ی اخیر، ثابت شده است که انسان، از وجود آن‌ها (که پیشتر خُرافی محسوب می‌شد)، برخوردار است.

ارتباط میان مغز و کالبدها

«مغز»، مجموعه‌ی آنتن‌هایی است که اطلاعات حواس مختلف داخلی و خارجی بدن را به کالبدهای مختلف وجودی انسان مانند کالبد ذهنی (بخش ادراکات)، کالبد روانی (بخش احساسات) و سایر کالبدها مخابره و یا از آن‌ها دریافت و به زبان جسم ترجمه می‌کند.

در دنیای علم، مغز انسان را مانند اَبر رایانه‌ای در نظر می‌گیرند که فرماندهی بدن و هدایت‌کننده‌ی مسیر فکری و حیاتی انسان است. فعالیت‌های حیاتی و ستادی مغز عبارت‌اند از:

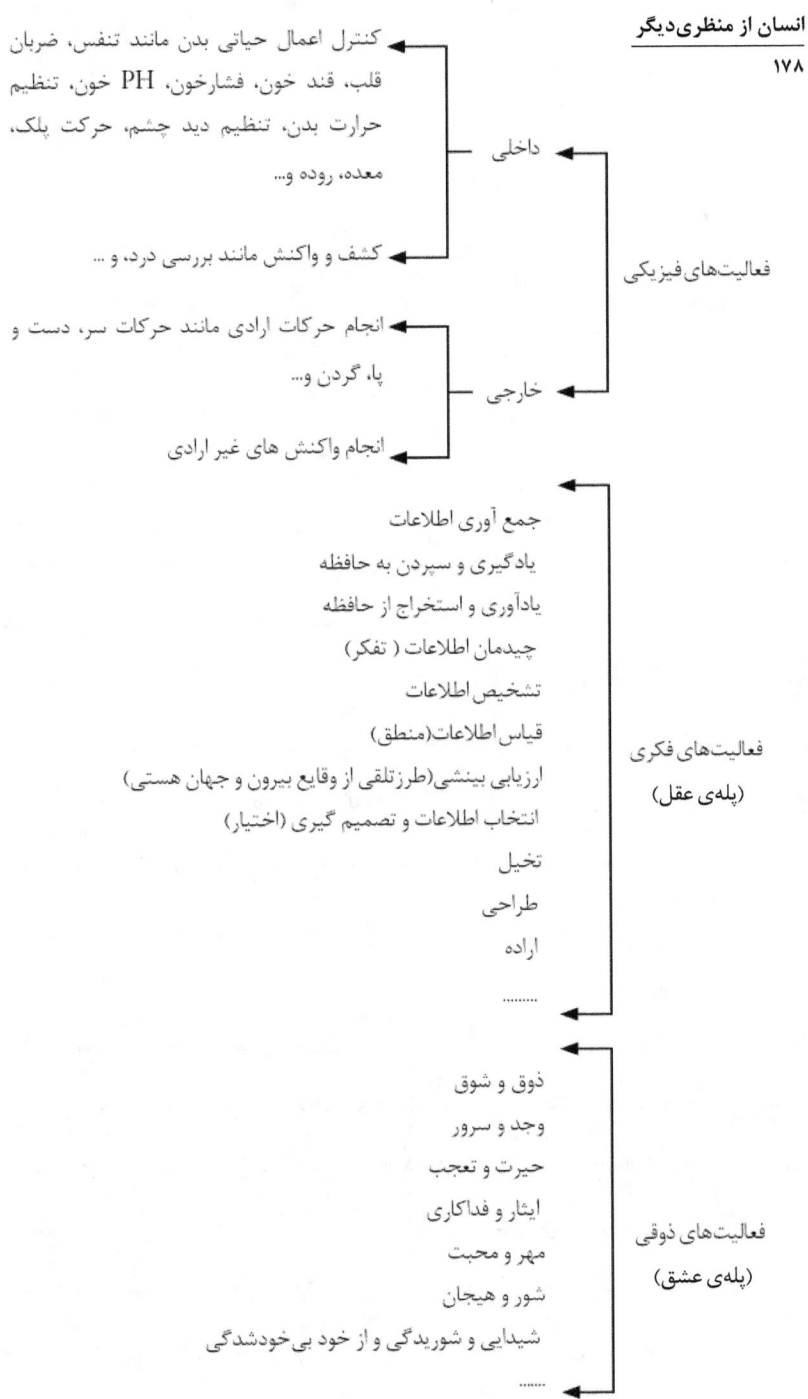

- فعالیت‌های فیزیکی
  - داخلی
    - کنترل اعمال حیاتی بدن مانند تنفس، ضربان قلب، قند خون، فشارخون، PH خون، تنظیم حرارت بدن، تنظیم دید چشم، حرکت پلک، معده، روده و...
    - کشف و واکنش مانند بررسی درد، و ...
  - خارجی
    - انجام حرکات ارادی مانند حرکات سر، دست و پا، گردن و...
    - انجام واکنش های غیر ارادی
- فعالیت‌های فکری (پله‌ی عقل)
  - جمع آوری اطلاعات
  - یادگیری و سپردن به حافظه
  - یادآوری و استخراج از حافظه
  - چیدمان اطلاعات (تفکر)
  - تشخیص اطلاعات
  - قیاس اطلاعات(منطق)
  - ارزیابی بینشی(طرز تلقی از وقایع بیرون و جهان هستی)
  - انتخاب اطلاعات و تصمیم گیری (اختیار)
  - تخیل
  - طراحی
  - اراده
  - ....
- فعالیت‌های ذوقی (پله‌ی عشق)
  - ذوق و شوق
  - وجد و سرور
  - حیرت و تعجب
  - ایثار و فداکاری
  - مهر و محبت
  - شور و هیجان
  - شیدایی و شوریدگی و از خود بی‌خودشدگی
  - ....

اما اگر بخواهیم ابر رایانه بودن مغز را بپذیریم، در مقابل پرسش‌هایی قرار می‌گیریم که باید به آن‌ها پاسخ گفت. برای مثال، رایانه نیاز به اپراتوری دارد که آن را برنامه‌ریزی و از خروجی رایانه (نتیجه‌ی برنامه‌ها) استفاده کند. بدون اپراتور، هیچ سیستمی نمی‌تواند هم خود را برنامه‌ریزی و هم از آن برنامه‌ها استفاده کند. بنابراین، این پرسش‌ها مطرح می‌شود که «اگر مغز یک اَبَر رایانه است، اُپراتور آن کجاست؟» و «آیا اپراتور، جزئی از مغز است یا مستقل از آن؟».

همچنین، می‌توان از زاویه‌ای دیگر به مسأله نگاه کرد: مغز از نورون تشکیل شده است و نورون، توزیع‌کننده‌ی سیستم الکتریکی مغز است و مانند کنتاکتور برق عمل می‌کند. در واقع، مجموعه‌ای از نورون‌ها، یک مدار فرمان برق را تشکیل می‌دهند که با کمک این مدار فرمان، کلیه‌ی سیستم‌های خودکار (اتوماسیون) بدن کنترل می‌شود.

در یک مدار فرمان برق، با باز و بسته شدن کنتاکت‌ها، جریان برق، قطع و وصل می‌شود. پالسی که در هر لحظه از گیرنده‌های مختلف می‌رسد، با تحریک بوبین‌های کنتاکتورها، باعث باز و بسته شدن کنتاکت‌ها و در پی آن، انجام خودکار تمام اعمال فیزیکی و مکانیکی می‌شود.

در نورون نیز، به همین ترتیب، از یک سو جریان الکتریکی وارد می‌شود و از طریق سیناپس‌ها (که مانند کنتاکت‌های یک کنتاکتور برق عمل می‌کنند) توسط واکنشی به نام واکنش استیل کولین، هادی و عایق می‌شود و به این ترتیب، یا جریان الکتریکی را از خود عبور می‌دهد و یا آن را قطع می‌کند و از این طریق، نورون توزیع الکتریکی را انجام می‌دهد.

تفاوت اساسی بین نورون و کنتاکتور برق، این است که جریان الکتریکی نورون، به ساز و کار تغییر ولتاژ و آمپراژ مجهز است و هر نورون، با زبان این تغییرات، بی‌نهایت پیام

الکتریکی دریافت و به نورون مجاور خود، ارسال می‌کند. بدین ترتیب، اعمال حیاتی، با کمک گیرنده‌های مختلف داخلی و خارجی بدن، به طور خودکار انجام می‌شود.

با این توضیح و با توجه به این که تاکنون مغز نورون شناسایی نشده است، این پرسش‌های اساسی پیش می‌آید که «اپراتور نورون کجاست؟»، «آیا نورون نیز مغزی جداگانه دارد؟» و «در این صورت، اپراتور مغز نورون کجا قرار گرفته است؟».

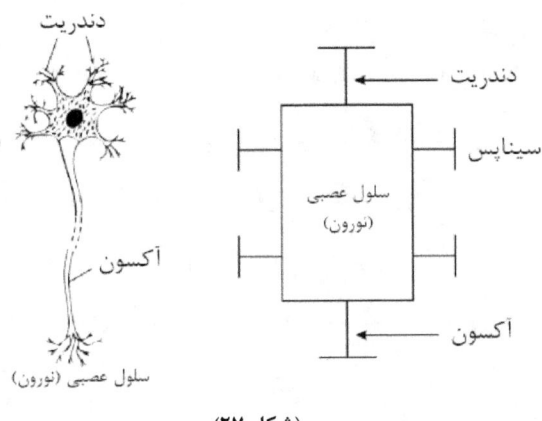

(شکل ۲۷)

سؤالات دیگری را نیز می‌توان درباره‌ی نورون طرح کرد؛ برای مثال: «آیا نورون است که تصمیم می‌گیرد انسان به سمت وحدت یا کثرت برود؟» و «آیا نورون راه و روش زندگی او را تعیین می‌کند؟» یا «آیا نورون است که تصمیم می‌گیرد انسان عاشق و از خود بی‌خود شود؛ به حیرت و تعجب بیفتد و یا ایثار و فداکاری کند؟» و وقتی پزشک می‌گوید: «اگر بیمار روحیه‌اش خوب باشد، امید به نجات او بیشتر خواهد بود»، چه منظوری دارد؟؛ «چگونه نورون می‌تواند روحیه‌ی خوبی داشته باشد یا آن را ایجاد کند؟» و «آیا یک کنتاکتور برق (نورون) می‌تواند روحیه‌ساز باشد؟».

مسلم است که این کارها از نورون (که یک کنتاکتور برق است) بر نمی‌آید و آن، هرگز

قادر به انجام چنین کاری نیست. بخشی از نورون‌ها، سیستم خودکار (اتوماسیون) بدن را اداره می‌کنند و اعمال غیرخودکار (چنان که بررسی خواهد شد) پیام‌ها را از جای دیگری غیر از مغز دریافت می‌کنند. در واقع، «مغز، یک آشکارکننده است و دستوراتی را از کالبد روانی و کالبد ذهنی دریافت و به زبان جسم، ترجمه می‌کند».

کالبد ذهنی و کالبد روانی جزء مغز نیستند و در یک وضعیت مخابراتی نسبت به آن قرار دارند. خود مغز، یک بخش کورتکس و یک بخش ساب کورتیکال دارد. بخش ساب کورتیکال، سیستم اتوماتیک بدن (مانند ضربان قلب و تنفس) را کنترل می‌کند و اپراتوری تمام سلول‌ها، به وسیله‌ی ذهن صورت می‌گیرد.

کورتکس، یک مجموعه آنتن است که پیام بخش‌های مختلف روان و ذهن را دریافت و ترجمه می‌کند. اگر به این آنتن، لطمه‌ای وارد شود، این ترجمه صورت نمی‌گیرد. در این حالت، بخش ساب کورتیکال مغز کار می‌کند و فعالیت‌های حیاتی برقرار است؛ اما ارتباط ذهنی با پیرامون قطع خواهد بود و فرد، زندگی گیاهی خواهد داشت؛ یعنی از زندگی شناختی که منجر به درک و احساس می‌شود، محروم خواهد بود. این وضعیت (قطع ارتباط ذهن و مغز)، «مرگ مغزی» است.

در شرایط مرگ مغزی، تنها اگر اصلاحی صورت بگیرد که این سیستم آنتن (مغز) بتواند با ذهن ارتباط برقرار کند، بیمار به روال عادی بر می‌گردد.

در شرایط طبیعی، عملکرد مغز به چند بخشِ کلی تقسیم می‌شود:

۱. کنترل خودکار بدن (اتوماسیون)

۲. کنترل واکنش‌های غیرخودکار

۳. حافظه‌ی مغزی

۴. آشکارسازیِ فعالیت‌های فکری و ذوقی

۵. دریافت اطلاعات خارجی به کمک سنسورهای حواس مختلف

۶. مخابره‌ی اطلاعات سنسورهای حواس به کالبدهای وجودی مختلف و دریافت اطلاعات مخابره شده از آن‌ها

۷. ترجمه‌ی اطلاعات دریافتی از کالبدهای مختلف به زبان جسم، از طریق تولید و ترشح‌های شیمیایی.

کالبد ذهنی (کالبد مدیریتی)

الف) اجزای کالبد ذهنی

کالبد ذهنی از چند بخش تشکیل شده است (شکل ۲۸) که می‌توان هر یک از آن‌ها را یک کالبد محسوب کرد. این بخش‌ها عبارت‌اند از:

- حافظه و آرشیو اطلاعات ابدی

- مدیریت حافظه

- مدیریت چیدمان اطلاعات (فکرسازی)

- مدیریت سلول و بدن

کالبد ذهنی، بخش‌های مختلفی را سازمان‌دهی می‌کند و روی هم رفته، شامل بخش‌های زیر است که هر یک، زیر مجموعه‌های مفصلی دارد. فعالیت این بخش‌ها عبارت‌اند از:

- سازمان‌دهیِ بدن و سلول

- سازمان‌دهی ادراکات انسان

- سازمان‌دهی اطلاعات (آرشیو و بایگانی ابدی اطلاعات)

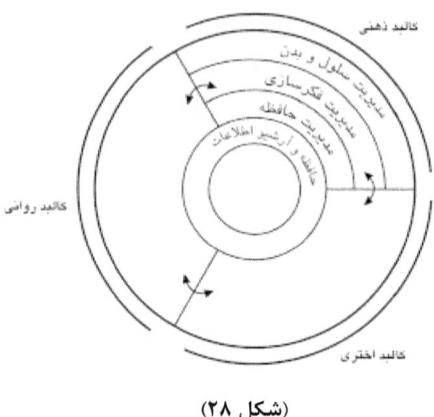

(شکل ۲۸)

ب) مدیریت بدن و سلول

مدیریت بدن و سلول، شرح وظیفه‌ی همه‌ی سلول‌ها را تعیین می‌کند. این بخش، با آناتومی خاص خود، صد تریلیون انشعاب نامرئی به تمامی سلول‌ها دارد و از این طریق، تمام سلول‌ها را اداره می‌کند. برای دفاع از این نظریه، می‌توان از مثال‌هایی استفاده کرد:

مثال ۱: در یکی از آزمایش‌های شناخته شده‌ی هیپنوتیزم، به سوژه تلقین می‌شود که ساعد دست او بی‌حس است. پس از تلقین، ساعد دست سوژه به طور واقعی بی‌حس می‌شود. اما اگر به قسمت‌هایی از کف دست و بازوی سوژه سوزن بزنیم، احساس درد خواهد کرد؛ در حالی که اگر به ساعد او سوزن بزنیم، درد را احساس نخواهد کرد. با توجه به این که سیستم عصبی سوژه کاملاً سالم است، چرا کف دست و بازوی او درد را حس می‌کنند؛ اما ساعد (که در مسیر شبکه‌ی عصبی قرار دارد) دردی را حس نمی‌کند و بی‌حس است؟

علت این است که با فریب خوردن و به اشتباه افتادن مدیریت بدن در اثر القاء خبر غیر واقعی، مدیریت بدن خبر را می‌پذیرد، و به سلول‌های ساعد، دستور گزارش نکردن درد را مخابره می‌کند. در نتیجه، به دنبال صدور این دستور، ساعد دچار بی‌حسیِ موضعی می‌شود. در واقع، این مدیریت با مخابره‌ی شرح وظایف سلول‌ها، آن‌ها را به سوی انجام وظایف خود،

هدایت می‌کند.

مثال۲: به فردی که چشمانش بسته است، تلقین می‌کنند که قطعه‌ای آهن گداخته را کف دست او خواهند گذاشت؛ اما در عمل، تکه‌ای یخ در دست او می‌گذارند. با این حال، کف دست وی، تاول می‌زند. با توجه به این که آهن داغی در کار نبوده است، تاول کف دست سوژه، ناشی از چیست؟

جواب این پرسش نیز مانند مثال قبلی است. بعد از متقاعد شدن مدیر بدن درباره‌ی خبر جعلیِ گذاشتن آهن داغ در کف دست، این مدیریت به سلول‌های آن ناحیه، دستور واکنش در مقابل سوختگی را مخابره می‌کند و این سلول‌ها نیز همین واکنش را نشان می‌دهند.

اگر چشمان سوژه باز بود و می‌دید که تکه‌ای یخ را کف دست او گذاشته‌اند، این اتفاق نمی‌افتاد، زیرا مدیر بدن با اطلاعات غلط، فریب نمی‌خورد.

مثال۳: بر عکس مثال قبل، به فردی تلقین می‌شود که تکه یخی را کف دست او خواهند گذاشت. مدیریت بدن و سلول، پس از پذیرش این خبر، دستور واکنش در مقابل یخزدگی را به سلول‌های کف دست مخابره می‌کند. در نتیجه، این سلول‌ها نیز همین واکنش را نشان خواهند داد و علائم یخزدگی در کف دست، ظاهر خواهد شد؛ هر چند که در عمل، آهنی داغ را کف دست سوژه گذاشته‌اند.

در این آزمایش، اطلاعات غلط، مدیر بدن را فریب می‌دهد و مدیر، دستور واکنش را در مقابل تماس با یخ صادر می‌کند. با توجه به این که در عمل، قطعه‌ای آهن داغ کف دست سوژه هست، چرا سلول در تماس با آهن داغ، تخریب نشده است؟

در جواب باید گفت که مقاومت سلول، به شرح وظیفه‌ای بستگی دارد که برای آن تعیین می‌شود و مقاومت آن در هر شرایطی نیز، نسبت به آن شرایط تعریف شده است. برای مثال، موجودات دریاییِ عمق ۲۵۰۰ متری سواحل ایتالیا، درجه حرارتی معادل ۲۵۰ درجه‌ی

سانتی‌گراد و فشار بسیار زیادی را تحمل می‌کنند؛ حال آن که ساختمان سلولی آن‌ها با سلول‌های دیگر موجودات فرقی ندارد.

اگر بعدها موجودات آبزی را از اعماق اقیانوس‌ها بیرون بیاورند، معلوم می‌شود که سلول بدن آن‌ها می‌تواند حرارت و فشار بسیار بالایی را تحمل کند. این نشان می‌دهد که اگر شرایط محیطی برای موجود زنده تعریف شده باشد، می‌تواند حرارت و فشار بالایی را تحمل کند.

این آزمایش‌ها معلوم می‌کند که چگونه عده‌ای با تمرین‌های طولانی، استفاده از شیوه‌های خود هیپنوتیزمی و وارد کردن دستورها و تغییر برنامه‌های نرم‌افزاریِ بخش مدیریت بدن و سلول، می‌توانند بدون به وجود آمدن آثار سوختگی، روی آتش راه بروند و چگونه افرادی هستند که در دمای چند درجه زیر صفر، یخ سطح آب را می‌شکنند و در آن شنا می‌کنند و ... .

مثال۴: در بیماری‌های هیستریک (شامل فلج هیستریک، کوری هیستریک، کری هیستریک و ...) اعضای درگیر و مشکل‌دار، هرچند از نظر فیزیولوژی و ساختار سالم‌اند، دچار ناتوانی هستند و فرد بیمار نمی‌تواند این اعضا را به کار بگیرد. برای مثال، در کوری هیستریک، فرد نمی‌تواند ببیند؛ در فلج هیستریک، فرد از حرکت دادن عضو فلج عاجز است و در کری هیستریک، قادر به شنیدن نیست. اکنون، با توجه به این که تمام این اعضاء سالم‌اند؛ چرا در اختیار فرد نیستند و او کنترلی بر آن‌ها ندارد؟

در جواب باید گفت که گذشته از ساز و کار بیماری‌های هیستریک (که جداگانه بررسی خواهد شد) مدیر بدن، به نوعی متقاعد شده است که دستوراتی را اجرا کند. برای مثال، برای فراهم آوردن شرایط و توجیهی که فرد را از مجموعه‌ای از مسئولیت‌هایش معاف کند، به بخشی از نخاع دستوری را مخابره می‌کند که براساس آن، هیچ پیامی را از موضع درگیر، به بالا گزارش نکند. درنتیجه، فرد ضمن تندرستی کامل، فلج می‌شود و قدرت حرکت را از

دست می‌دهد و قادر به دیدن یا شنیدن نیست.

مثال۵: عده‌ای با شنیدن خبر یا رخدادی ناگوار، غش می‌کنند. ساز و کار غش چیست؟

در صورت رخداد حادثه‌ای ناگوار، اگر طبق تشخیصِ بخش واکنش دفاع روانی، وخامت اوضاع، خارج از تحمل فرد باشد، گزارش آن به مدیریت بدن ارسال می‌شود و مدیر بدن نیز تا اطلاع ثانوی، دستور قطع تبادل هرگونه اطلاعات خارجی با مغز را صادر می‌کند و از این پس، حالت غش برای شخص رخ می‌دهد.

عملکرد مدیر بدن و سلول، در موفقیت‌آمیز بودن پیوند اعضا نیز تأثیرگذار است. در برخی از موارد، پیوند اعضا با مشکل پس زدن عضو، روبه‌رو است و با وجود پیش‌بینی همه‌ی تدابیر لازم و آزمایش‌های گوناگون که تضمین‌کننده‌ی موفقیت عمل پیوند است، عضو پس زده می‌شود و بدون این‌که در ظاهر اشکالی وجود داشته باشد، مورد حمله‌ی سیستم دفاعی بدن قرار می‌گیرد.. علت این پس زدن، **عدم هم‌فازی و هم‌خوانی شعور سلولی** عضو انتقالی با شعور سلولی بدن گیرنده است که باعث عدم شناسایی عضو جدید، توسط مدیریت بدن (که عامل توزیع شعور سلولی است) می‌شود و در نتیجه، این عضو، مورد حمله‌ی سیستم دفاعی بدن قرار می‌گیرد.

حتی در پاره‌ای از موارد که بخش انتقالی از بدن خود بیمار گرفته شده است، این انتقال با عدم هم‌خوانی شعوری روبه‌رو می‌شود. برای مثال، درعمل قلب باز که رگ انتقالی، از پای بیمار گرفته می‌شود، ممکن است که با چنین اشکالی روبه‌رو شود. در این صورت، به احتمال بسیار زیاد، فرد دچار تضاد شعوری شدیدی در بدن خود بوده است. (عواملی مانند پریشانی که مختل‌کننده‌ی مدیریت بدن است، می‌تواند اختلال شعوری در بدن فرد ایجاد کند که باعث بروز عدم هم‌خوانی شعور سلولی شود.)

انتقال خون نیز می‌تواند عوارض نامطلوبی در بدن، روان و ذهن بیمار ایجاد کند. پس از

انتقال خون، برای انطباق کامل و هم‌خوانی شعوری طبیعی، به مدت زمانی وقت، نیاز است.

آشنایی با وظیفه و عملکرد مدیریت بدن و سلول، از «اصل انتخاب اصلح از نظر شعور سلولی» نیز پرده‌برداری می‌کند.

آلودگی به میکرو اُرگانیسم‌ها، دلیل قطعی بیمار شدن نیست. افراد بسیاری، ناقل میکرو ارگانیسم‌ها هستند، اما بیمار نیستند. برای مثال، عده‌ای ناقل ویروس ایدز هستند، ولی بیمار مبتلا به ایدز محسوب نمی‌شوند و یا ناقل باکتری سل یا ویروس آنفولانزا و … هستند؛ اما خود، بیمار نیستند.

همچنین، طی اپیدمی‌هایی که در طول تاریخ اتفاق افتاده و بیماری‌های واگیرداری که تلفات سنگینی را بر جوامع بشری تحمیل کرده است، همواره عده‌ای سالم باقی مانده و از این مهلکه‌ها جان سالم به در برده‌اند. این در حالی است که حتی این عده نیز به طور قطعی مانند دیگران آلوده بوده‌اند.

این عده که زنده مانده‌اند، مدیریت شعور سلولی سالمی داشته‌اند و طبیعت، بر اساس «اصل انتخاب اصلح از نظر شعور سلولی»، این عده را حفظ کرده است. در این افراد، سیستم دفاعی بدن، به دلیل برخورداری از شعور سالم سلولی توانسته است در مقابل تهاجم میکرو ارگانیسم‌ها بایستد. در نتیجه، آن‌ها با وجود آلودگیِ قطعیِ محیط، بیمار نشده‌اند.

ج) اختلال در مدیریت بدن و سلول

برخی عوامل باعث می‌شود که مدیر بدن برای سلول‌ها یا سلول‌ها دستور و شرح وظیفه‌ی اشتباه صادر کند و در نتیجه، سلول دچار پرکاری (سرطان) یا کم‌کاری (تحلیل‌رفتگی) شود؛ زیرا! این عوامل، بخش زیادی از انرژی مدیر بدن را به هدر می‌دهند و تلف می‌کنند.

از جمله عوامل اتلاف انرژی ذهنیِ مدیریت، عبارتند از:

- درگیریِ بیش از حد مدیر بدن با مسائلی که هیچ ارتباطی به فرد و تأثیری در زندگی

او ندارند

- درگیر شدن ذهن انسان با وحدت جهان هستی و چند پارچه کردن آن و ایجاد تبعیض
و کثرت که خود باعث صرف انرژی ذهنی بیشتر می‌شود

چون انرژی ذهنی انسان محدود است، برای صرف این انرژی، به طرح و برنامه‌ای نیاز
است که باید با عنوان **«مدیریت انرژی ذهنی»** بررسی شود.

از جمله مواردی که به منظور مدیریت انرژی ذهنی بررسی می‌شود، انرژی‌های ذهنیِ
هدر رفته است. برای مثال، عابری را در نظر بگیریم که در حال عبور از پیاده‌رو، درباره‌ی
همه‌ی کسانی که در حال آمد و شد هستند، قضاوت می‌کند. او همه‌ی این افراد را بررسی
و مشخصات ظاهری و حتی گاهی مشخصات درونی آن‌ها (مانند خوش‌خویی، بدجنسی،
شخصیت درونی و ...) را ارزیابی می‌کند و بدون این که برای وی فایده‌ای داشته باشد، نسبت
به چاقی و لاغری، زشتی و زیبایی، کوتاهی و بلندی و ویژگی‌های دیگر آن‌ها کنجکاوی
می‌کند. این کنجکاوی‌ها و ارزیابی‌ها باعث صرف انرژی ذهنی بسیار و هدر رفتن انرژی این
بخش مهم (مدیریت بدن و سلول) می‌شود. در نتیجه، مدیر بدن و سلول، خسته و آشفته و
اداره‌ی بدن، مختل می‌شود.

(البته، به غیر از اختلال در مدیریت بدن و سلول که توزیع شعور سالم سلولی را مختل
می‌کند، برخی عوامل بیرونی نیز در اختلال شعور سلولی دخالت دارند که از آن جمله،
می‌توان تشعشعات رادیواکتیو، تشعشعات کیهانی و مواد سرطان‌زا را نام برد.)

کالبد روانی

کالبد روانی، یکی دیگر از کالبدهای مهم وجودی انسان است که احساسات را کشف،
بررسی و ظاهر می‌کند و پس از بررسی، پیام‌های مربوط به آن را به مغز می‌دهد تا پس از

آن، مغز نیز واکنش‌های لازم را در جسم آشکار سازد. برای مثال، وقتی صحنه‌ای ترسناک را می‌بینیم، ابتدا با عبور این صحنه از یک فیلتر (فیلتر بینش)، شدت آن بررسی و میزان آن، تعیین می‌شود. به همین دلیل، صحنه‌ای که کسی را به وحشت بسیار می‌اندازد، ممکن است در نظر دیگری، ترسناک نباشد یا ممکن است با ظاهر شدن ناگهانی یک موش، خانمی غش کند و در حد مرگ بترسد؛ حال آن که خانمی دیگر، چنین واکنشی را نشان ندهد. به هر حال، پس از ارزیابی وقایع بیرونی، مغز واکنش نشان می‌دهد و با پیام‌های شیمیایی، بدن را به عکس‌العمل وا می‌دارد.

بدین ترتیب، با توجه به حوادث بیرونی، ابتدا می‌ترسیم و پس از آن، با ترشح شیمیایی (در این مورد آدرنالین)، بدن به حالت آماده‌باش در می‌آید و نشانه‌های ترس در ما ظاهر می‌شود. یعنی ابتدا تحت تأثیر حوادث بیرونی قرار گرفته و متأثر می‌شویم؛ بعد از آن، پیام به مغز می‌رسد و مغز نیز پیام شیمیایی مرتبط با آن را صادر می‌کند و پس از آن، علائم افسردگی ظاهر می‌شود. براساس شکل ۲۹، کالبد روانی به دو بخش مثبت و منفی تقسیم می‌شود که عملکرد هر یک، به شرح زیر است:

بخش مثبت: احساسات مثبت ما را کشف و درک می‌کند و وظیفه‌ی جذب و دفع تشعشعات مثبت را بر عهده دارد. به این معنی که با بروز احساسات مثبت، از یک طرف، مغز پیام‌های شیمیایی مناسب را تولید می‌کند و از طرف دیگر، بخش مثبت روان، تشعشع مثبت صادر می‌کند و اگر در برابر احساسات مثبت قرار بگیرد، جذب تشعشع مثبت نیز صورت می‌گیرد. کسی که در این حالت (در حال استفاده از بخش مثبت روان خود) است، به اصطلاح در فاز مثبت قرار دارد و در این حالت، فقط می‌تواند تشعشع مثبت را صادر یا جذب کند.

بخش منفی: احساسات منفیِ انسان را کشف می‌کند و حالت آن (مانند حالت خشم و

کینه، نفرت، بخل و حسد و ...) را در ما ظاهر می‌سازد. با بروز احساسات منفی، از یک سو مغز پاسخ مناسب را روی جسم پیاده می‌کند و جسم مسموم می‌شود و از طرف دیگر، بخش منفی به ایجاد تشعشع منفی می‌پردازد و ما، خود و دیگران را در معرض این تشعشع منفی قرار می‌دهیم. در چنین موقعیتی، به اصطلاح، در فاز منفی قرار داریم.

انسان در هر لحظه می‌تواند فقط از یکی از بخش‌های مثبت و منفی استفاده کند؛ یعنی در هر لحظه، یا در فاز منفی است (دریچه‌ی بخش مثبت روان او بسته و دریچه‌ی بخش منفی آن باز می‌باشد) یا در فاز مثبت قرار دارد (دریچه‌ی بخش منفی روان او بسته و دریچه‌ی بخش مثبت آن باز است)؛ یعنی این بخش غیر ارادی روان طوری عمل می‌کند که به نظر می‌رسد یک دریچه همواره یا بخش مثبت را مسدود می‌کند و یا بخش منفی را؛ زیرا هر بخشی که مسدود شود، بدن، تشعشع مربوط به بخش دیگر را جذب یا دفع خواهد کرد.

افکار و رفتار ما، تشعشع متناسب با خود را دارد و روان، این تشعشع را ساطع می‌کند. برای مثال، درصورتی که به کسی با محبت نگاه کنیم، او در معرض تشعشع مثبت قرار می‌گیرد و اگر با خشم و غضب با کسی برخورد کنیم، آن شخص در معرض تشعشع منفی قرار می‌گیرد و صدماتی به او وارد خواهد شد و حتی بر طول عمر او نیز اثر خواهد گذاشت.

تشعشعات مثبت یا منفی تابع بُعد مکان نیست و دوری و نزدیکی فرد، در میزان و شدت آن تأثیر ندارد. اگر هنگامی که در فاز مثبت قرار داریم، تشعشعی منفی به سمت ما فرستاده شود، چون دریچه‌ی بخش منفی مسدود است، تشعشع منفی نمی‌تواند در ما نفوذ یابد؛ اما درصورتی که در فاز منفی قرار داشته باشیم، می‌تواند ما را درگیر کند. برعکس، اگر تشعشع مثبتی به سمت ما بیاید و ما در فاز منفی قرار داشته باشیم، چون بخش مثبت مسدود است، قادر به جذب آن نیستیم و از آن محروم خواهیم ماند. بنابراین، تا حد امکان باید در فاز مثبت باقی بمانیم تا جلوی ورود تشعشعات منفی گرفته شود.

در کالبد روانی انسان، بخشی هست که ضریب طول عمر انسان در آن تعیین می‌شود. بدین ترتیب که هر قدر میزان تشعشعات مثبت صادر شده و دریافت شده، بیشتر باشد، این ضریب بیشتر خواهد شد و در نتیجه، طول عمر انسان افزایش خواهد یافت. در این قسمت، نرم‌افزاری هست که این ضریب را می‌سنجد.

نرم‌افزارهای دیگری هم هست که تشعشعات مثبت و منفی دریافت شده را بررسی می‌کند. انسان، در هر حالت روحی، با نوعی انرژی رو به رو است که آن را جذب می‌کند یا از دست می‌دهد. برای مثال، زمانی که دیگران از ما تعریف و تمجید می‌کنند، این انرژی (انرژی نوع دوم) را دریافت می‌کنیم و در نتیجه‌ی آن، حتی احساس خستگی‌مان رفع می‌شود و ممکن است احساس گرسنگی و نیاز به خواب نیز کاهش پیدا کند و بر عکس، در صورتی که از ما انتقاد شود و مورد سرزنش قرار بگیریم، انرژی خود را از دست می‌دهیم؛ بی‌حوصله می‌شویم؛ پاهای ما یارای حرکت ندارند و احساس ضعف می‌کنیم. این واقعیت، اساس «جنگ روانی» است. در جنگ روانی، با استفاده از اخبار جعلی، کوشش می‌شود به سربازان دشمن بفهمانند که توانایی لازم را برای جنگیدن ندارند و با در هم شکستن غرور ملی و نظامی، باعث کاهش میزان مقاومت و در نتیجه، توان رزمی آن‌ها شوند.

نرم‌افزار دیگری هم وجود دارد که میزان رضایت و نارضایتی ما را می‌سنجد و از آن انرژی می‌گیرد. برای مثال، اگر اتومبیل دست دومی را بخریم و دوستی به ما بگوید که «این ماشین اصلاً به قیمتی که خریده‌ایم، نمی‌ارزد»، در این‌صورت انرژی ما به شدت تخلیه می‌شود و حتی ممکن است تب کنیم و در بستر بیماری بیفتیم؛ اما اگر در همان حال، فرد دیگری بگوید که آن ماشین، ارزش مبلغی را که پرداخته‌ایم، دارد، ممکن است از فرط خوشحالی، یک شب را تا صبح نخوابیم و احساس خستگی نیز نکنیم. این همان تأثیر انرژی است که توضیح داده شد. در این مورد، نرم‌افزار دیگری نیز «ارزیابی از خود» را بر عهده دارد.

در این باره، احساس محبوب بودن و برخورداری از احترام نیز نقش مهمی دارد.

نرم‌افزار مهم دیگری نیز وجود دارد که وضعیت ما را در مقابل احساس ثواب و گناه می‌سنجد؛ به آن امتیاز مثبت و منفی می‌دهد و در پی آن، جذب و دفع انرژی، صورت می‌گیرد. درصورت دفع انرژی، سیستم دفاعی بدن، ضعیف عمل می‌کند و احتمال ابتلا به بیماری‌ها بیشتر می‌شود.

در نرم‌افزار دیگری نیز میل و نیازهای انسان، بررسی می‌شود و در صورت ناکام ماندن و کسب امتیاز منفی، تخلیه‌ی انرژی و در صورت کامیابی، جذب انرژی شروع می‌شود و احساس بهتری به انسان دست می‌دهد.

یکی دیگر از نرم‌افزارهای وجودی انسان، «آرمان‌گرایی»های ما را بررسی می‌کند و از این بابت، یا انرژی می‌گیرد و یا انرژی دفع می‌کند. برای مثال، در مسابقه‌ی فوتبال، تمام تماشاچی‌ها با وضعیت روحی مشابهی به استادیوم می‌آیند و یا از راه تلویزیون به تماشای مسابقه می‌نشینند؛ اما پس از پایان مسابقه، طرفداران تیم پیروز، انرژی بسیار زیادی دریافت می‌کنند و قادرند کیلومترها بدوند. در مقابل، انرژی هواداران تیم بازنده تخلیه می‌شود و حتی قدرت تکلم نخواهند داشت؛ احساس خستگی شدید می‌کنند و بی‌حوصله و کلافه می‌شوند که همه ناشی از ضعف همین انرژی است.

هنگام رسیدن فرد به آرمان‌های ایده‌آل خود، انرژی خاصی در وی ایجاد می‌شود و به اصطلاح، «خستگی او در می‌رود». در غیر این صورت، چند برابر بیشتر احساس خستگی می‌کند و به همین دلیل است که تمام دوباره کاری‌ها، موجب صرف انرژی و خستگی بیشتر می‌شود.

تشعشعات وارد شده و دفع شده، سرانجام در نرم‌افزار اصلی، بررسی نهایی می‌شود و به دنبال آن، **«ضریب طول عمر»** یا به عبارتی، ضریب خستگیِ سلول تعیین می‌گردد. هر قدر

تشعشعات مثبتِ وارد شده بیشتر باشد، این ضریب، افزایش خواهد یافت و طول عمر طبیعیِ انسان نیز بیشتر خواهد شد، اما با افزایش تشعشع منفی، این ضریب و درپی آن، طول عمر طبیعیِ انسان کاهش خواهد یافت. بنابراین، قرار داشتن در فاز مثبت، تأثیر به سزایی در میزان سلامتی انسان دارد.

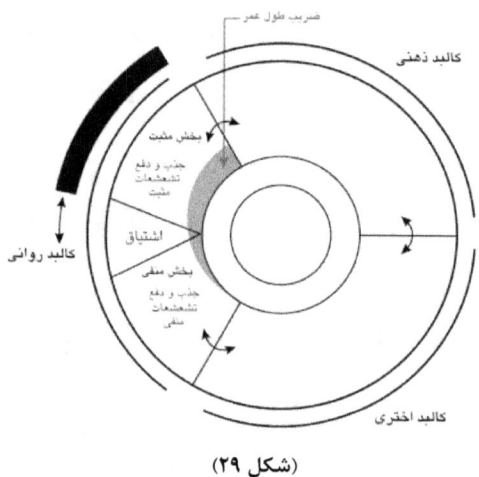

(شکل ۲۹)

چنان که در شکل ۲۹ می‌بینیم، سطح نقطه چین با حداقل میزان خود در بخش منفی، شروع می‌شود و هر چه به بخش مثبت نزدیک‌تر می‌شود، افزایش می‌یابد. این مقطع را «ضریب طول عمر» می‌نامیم. شکل فوق نشان می‌دهد که هر قدر از بخش مثبت بیشتر استفاده کنیم، طول عمر افزایش خواهد یافت و در مقابل، هر قدر از بخش منفی بیشتر بهره بگیریم، طول عمر کاسته خواهد شد. این بدان معنا است که یکی از عوامل مهمِ افزایش طول عمر، قرار داشتن در فاز مثبت است.

کالبد اختری

بر اساس شکل ۳۰، کالبد اختری دو وظیفه‌ی مهم بر عهده دارد:

- هدایت رشد آناتومیک

- هدایت پیام‌های عصبی

رشد آناتومیک عبارت است از نحوه‌ی چیدن سلول‌ها در کنار یکدیگر که متعاقب آن، رشد از مرحله‌ی جنینی به مرحله‌ی کامل می‌رسد و پس از آن نیز فعالیت بازسازی و ترمیم بدن، ادامه می‌یابد.

هدایت پیام‌های عصبی، وظیفه‌ی بخش **«سیستم عصبی ثانویه»** است؛ یعنی هر پیامی که از مغز به ناحیه و سلولی ارسال شود، از طریق این بخش نیز به آن ناحیه یا سلول، مخابره می‌شود و پاسخ به پیام را تسریع می‌کند؛ مانند این که بسته‌ای را به محلی ارسال کنیم و همزمان، با تلفن یا بی‌سیم به مقصد اطلاع دهیم که بسته یا پیغامی برای آن‌ها فرستاده شده است.

در این صورت، قبل از به مقصد رسیدن محموله، گیرنده‌ی پیام، آماده‌ی دریافت می‌شود و حتی از نوع آن نیز اطلاع می‌یابد. از جمله کاربردهای این بخش، پیوستگی حرکات است که به علت سرعت زیاد، پس خور فرمان‌های صادر شده به اعضا، حرکات پیوسته به نظر می‌رسند.

کاربرد دیگر «سیستم عصبی ثانویه» در واکنش‌های سریع بدن است. زیرا با تمرین می‌توان این سیستم را فعال‌تر و از آن بهتر استفاده کرد. نظیر این بهره‌برداری را در ورزش‌های رزمی می‌توان دید. رزمی‌کاران بدون آگاهی از چنین ساز و کاری، از آن استفاده می‌کنند. برای مثال، از زمانی که انسان صحنه‌ای را می‌بیند، تا زمانی که درباره‌ی آن تصمیم می‌گیرد و تصمیم خود را عملی می‌سازد، در حدود ۰/۳ ثانیه زمان لازم است. در حالی که در ورزش‌های رزمی، بعضی از حرکات در مدتی بسیار کمتر از این، اجرا می‌شود. برای مثال، در شمشیر زنی ژاپنی، حمله و دفاع در زمانی بسیار کوتاه و بدون تفکر صورت می‌گیرد.

اساس تعلیم ورزش‌های رزمی این است که رزمی‌کار برای اجرای حرکات فکر نکند؛ بلکه حس کند. در حرکات ورزش رزمی، فکر کردن جایگاهی ندارد و هنرجو می‌آموزد که خودِ اعضای بدن او، در برابر ضربات، واکنش لازم را نشان دهند؛ زیرا برای مثال،

در شمشیر زنی، چند صدم ثانیه مرگ و زندگی را تعیین می‌کند و در این فاصله‌ی زمانی، فرصت برای تصمیم‌گیری وجود ندارد.

حال، آیا اعضای بدن مغز دارند که خود در مقابل حرکات واکنش نشان دهند؟ سیستم عصبی ثانویه بدون نیاز به سیستم عصبی اولیه، می‌تواند در زمان‌های بسیار کوتاه (تقریباً به طور آنی) واکنش لازم را از عضو بخواهد. شاید از نظر برخی، بخش خودکار ضمیر ناخودآگاه (که اعمال خودکار مانند تایپ، رانندگی و ... را کنترل می‌کند) این کار را انجام می‌دهد؛ اما باید یادآوری کرد که این بخش فقط کارهایی را به طور خودکار انجام می‌دهد و کنترل می‌کند که دامنه‌ی محدود، تعریف شده و مشخصی داشته باشند؛ حال آن‌که حرکات و کارهایی مانند شمشیر زنی، دامنه‌ی محدودی ندارد و ممکن است از هر زاویه‌ای ضربه‌ای وارد شود که به هیچ عنوان پیش‌بینی پذیر نیست. اما در فعالیت‌هایی مانند تایپ، تمام حرکات، برای نرم‌افزارِ سیستم خودکار ناخودآگاه، تعریف شده و پیش‌بینی‌پذیر است.

یکی دیگر از دلایل وجود این بخش، زمانی مشخص می‌شود که عضوی از بدن انسان قطع شده باشد. در این‌صورت، فرد در اعضای قطع شده، مدت‌ها احساس درد و خارش خواهد کرد، در حالی که دیگر آن اعضا، جزء بدن نیستند.

در اصطلاح پزشکی، چنین دردی را Pain Phantom نامیده و چنین توجیه می‌کنند که بیمار دچار توهم و تصور شده است و خیال می‌کند که آن بخش‌ها هنوز وجود دارد و در نتیجه، چنین واکنش‌هایی را نشان می‌دهد.

در ورزش‌های رزمی، به دنبال کار بیش از حد با این بخش و گسترش آن، دامنه‌ی سنسوری و حس محیطی نسبت به حرکت، گسترده می‌شود تا جایی که بعضی رزمی‌کاران قادرند با چشم بسته، به کوچک‌ترین حرکتِ پیرامون خود، واکنشی مناسب نشان دهند.

سیستم عصبی ثانویه، وظیفه‌ی پس خوران (Feed Back) حرکات را بر عهده دارد و اگر

این بخش وجود نداشت، تمام حرکات و گفتار انسان، بریده بریده و روبوتیک می‌شد.

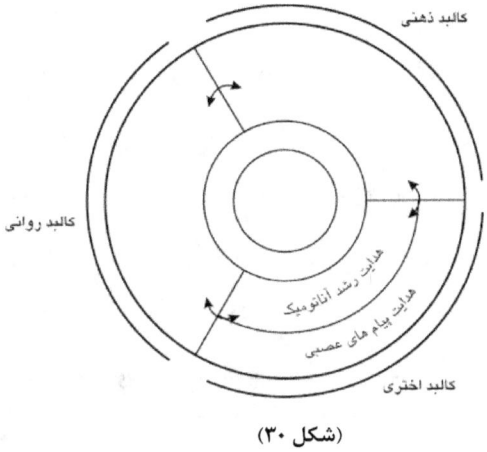

(شکل ۳۰)

مرگ قطعی انسان زمانی رخ می‌دهد که کالبد اختری فعالیت خود را از دست بدهد.

انواع مرگ عبارت‌اند از:

۱. مرگ نامحسوس

۲. مرگ فیزیکی

۳. مرگ قطعی

- مرگ نامحسوس، زمانی اتفاق می‌افتد که هاله‌ی انرژیِ منفیِ افسردگی، تمام وجود انسان را فرا گرفته باشد (شکل ۲۶). در آن صورت، ارتباط معنایی و احساسی انسان با بیرون قطع می‌شود و ضمن این که معنی همه چیز را می‌فهمد، هیچ انگیزشی در او ایجاد نمی‌شود؛ یعنی مانند مرده‌ای متحرک و دچار مرگ نامحسوس می‌گردد.

- مرگ فیزیکی زمانی رخ می‌دهد که ایست قلبی اتفاق بیفتد. در این صورت، فرد، از نظر پزشکی مرده محسوب و برای او جواز دفن صادر می‌شود. اما از دیدگاه فرادرمانی، هنوز مرگ قطعی رخ نداده است؛ زیرا یک‌صد تریلیون سلول و همچنین، کالبدهای ذهنی، روانی،

اختری و ... هنوز زنده هستند.

- مرگ قطعی وقتی اتفاق می‌افتد که کالبد اختری می‌میرد. مرگ کالبد اختری، اغلب، دقایقی بعد از ایست قلبی شروع می‌شود؛ اما ممکن است این کالبد حتی چند روز بعد از ایست قلبی هم زنده باشد. تا زمانی که کالبد اختری زنده است، هنوز مرگ قطعی رخ نداده است و زنده شدن و برگشت فرد ممکن می‌باشد. بنابراین، مرگ قطعی زمانی اتفاق می‌افتد که کالبد اختری بمیرد. به همین دلیل، در طول تاریخ و در سر تا سر دنیا، افراد زیادی بعد از مرگ فیزیکی (حتی با گذشت چند روز از مرگشان) و نگهداری در سردخانه دوباره زنده شده‌اند.

این موضوع، از نظر پزشکی محال به نظر می‌رسد؛ اما درصورتی که کالبد اختری هنوز زنده باشد، هر شوکی که موجب تحریک آن شود، می‌تواند باعث جاری شدن دوباره‌ی نیروی حیات در جسم شود و قلب پس از مدت‌ها توقف، شروع به کار می‌کند و خون بدون لخته شدن، در رگ‌ها جریان می‌یابد. امروزه، موضوع زنده شدن افراد بعد از صدور جواز دفن، در دنیا مطرح است. البته برای آن، دلیل علمی ارائه نکرده‌اند؛ اما قانونگذاران به علت تعدد این گزارش‌ها، در پی تجدید نظر در قوانینِ صدور جواز دفن هستند و با وضع مقرارت جدید، از جمله نگهداری اجساد در اتاق انتظار دفن (براساس شرایط تعریف‌شده‌ی قانونی) کنترل بیشتر آن، امکان‌پذیر خواهد بود.

پس از مرگ قطعی، فقط کالبد ذهنی زنده می‌ماند و به زندگی در دنیای لامکان ادامه می‌دهد.

کالبد ذهنی، همان بخشی است که اغلب «روح» نامیده می‌شود. در کارهایی مانند ارتباط با ارواح، همین کالبد ذهنی فرد است که ارتباط برقرار می‌کند. تمام اطلاعات و تجارب فرد، با دقت زیادی در این قسمت ثبت و ضبط شده است که از طریق هیپنوتیزم، می‌توان به

سطوح بسیار عمیق نفوذ کرد و به آن، دست یافت.

ارتباط میان کالبدها

همه‌ی کالبدهای انسان در ارتباط با یکدیگر، عمل می‌کنند و این ارتباط، به قدری ضروری است که کاهش آن، موجب اختلال خواهد شد. اختلالات ناشی از همفاز نبودن کالبدهای مختلف وجود انسان، از به هم ریختگی‌های معمولی تا **جنون آنی**، تنوع و شدت می‌یابد.

برای تفهیم این موضوع، می‌توان از مثالی استفاده کرد: شهری را در نظر بگیرید که مؤسسات و سازمان‌های مختلف (مانند شهرداری، مخابرات، برق، آب و فاضلاب، گاز، مترو و...)، اداره‌ی امور عمرانی آن را بر عهده دارند. اگر در این شهر، برنامه‌ریزیِ مدونی وجود نداشته باشد، نابسامانی زیادی دیده می‌شود. برای مثال، پس از این که شهرداری، خیابانی را آسفالت می‌کند، سازمان آب و فاضلاب، برای لوله‌کشی آب، در همان خیابان کانال حفر می‌کند و دوباره پس از ترمیم خیابان، سازمان دیگری برای اجرای پروژه‌ی خود، دوباره عملیات حفر را انجام می‌دهد و این فرایند، همچنان ادامه می‌یابد و موجب صرف زمان بیشتر، ضررهای مالی و ناراحتی‌های بسیار می‌شود. این نابسامانی به دلیل ناهماهنگی بین سازمان‌های مختلف و نبودن ستادی اجرایی برای برقراری ارتباط بین آن‌ها خواهد بود.

وجود انسان نیز مانند یک شهر است که در افراد معمولی، اجزائی از هم گسسته دارد. در این افراد، هر یک از کالبدهای مختلف وجودی، به طور خود مختار فعالیت می‌کنند. برای مثال، کالبد ذهنی، کالبد روانی و کالبد جسمی هر یک به گونه‌ای مستقل عمل می‌کنند و با یکدیگر ارتباط ندارند. این افراد، در بسیاری از مواقع، حتی ساده‌ترین موضوع روزمره را به یاد نمی‌آورند یا در برخورد با کوچک‌ترین مسائل، به طور کامل کنترل و تعادل خود را از دست می‌دهند و به اصطلاح، به هم می‌ریزند. مرز نهاییِ این به هم ریختگی، جنون آنی است که در اثر آن،

فرد ضمن از دست دادن کنترل خود، زمان و مکان را نیز فراموش می‌کند و دست به اقدامی می‌زند که ممکن است بعدها آن را به‌خاطر نیاورد؛ زیرا با قطع بودن ارتباط کالبدها، ارتباطات ادراکی و احساسی با کالبد فیزیکی (جسم) قطع می‌شود و دسترسی به حافظه، از بین می‌رود.

۲) بخش ناخودآگاه

بخش ناخودآگاه، مجموعه‌ای از برنامه‌های نرم‌افزاری است (شکل ۳۱) که قسمت‌های بسیاری دارد؛ از جمله:

۱- منِ برنامه‌ریزی شده (شخصیت اولیه)

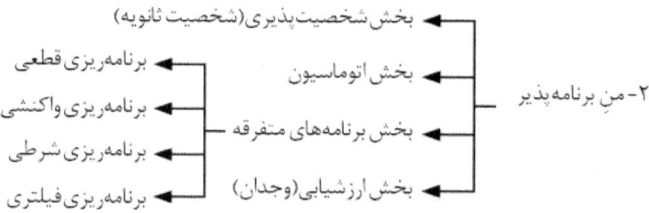

۲- منِ برنامه‌پذیر
- بخش شخصیت‌پذیری (شخصیت ثانویه)
- بخش اتوماسیون
- بخش برنامه‌های متفرقه
  - برنامه‌ریزی قطعی
  - برنامه‌ریزی واکنشی
  - برنامه‌ریزی شرطی
  - برنامه‌ریزی فیلتری
- بخش ارزشیابی (وجدان)

۳- منِ مدافع یا (مادر دوم): واکنش دفاع روانی

۴- منِ دادستان: بخش دادگاه ویژه

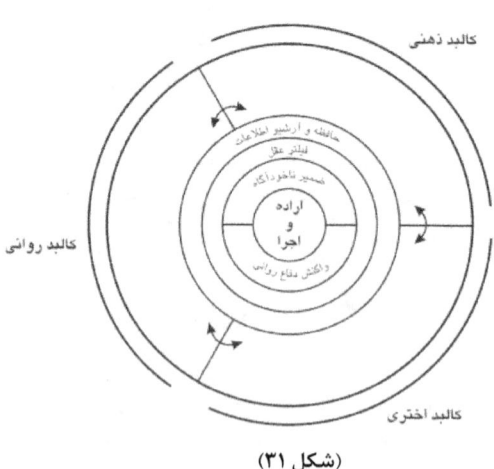

(شکل ۳۱)

منِ برنامه‌ریزی شده

یکی از بخش‌های برنامه‌ریزی شده که در بخش ناخودآگاه قرار دارد، نرم‌افزار «بنیاد» است که پیش از این، به آن اشاره شد. این برنامه‌ی نرم‌افزاری، ویژگی‌های منحصر به فردی دارد که باعث تمایز هر شخص از دیگران می‌شود. بنابراین، دو کودک هرگز از نظر شخصیتی شبیه یکدیگر نیستند و هر یک، شخصیتی اولیه دارند که آن را با خود به دنیا می‌آورند.

یکی دیگر از بخش‌های برنامه‌ریزی‌شده در ناخودآگاه، نرم‌افزار «نهاد» است که اصولی را بر انسان حاکم می‌کند:

- اصل تمایل به لذت
- اصل دوری از درد
- اصل حصول نتیجه در کوتاه‌ترین زمان
- اصل نامحدودیت خواسته (سیری‌ناپذیری)

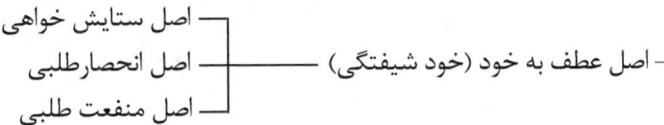

- اصل عطف به خود (خود شیفتگی) ← اصل ستایش خواهی / اصل انحصارطلبی / اصل منفعت طلبی

- اصل تمایل به صرف حداقل انرژی
- اصل تمایل به ساده‌ترین انرژی

منِ برنامه‌پذیر

در مواجهه با دیگران، نرم‌افزارهای دیگری نیز فعال می‌شود و انسان، در دفاع از محوریت خود، واکنش‌های دیگری نشان می‌دهد. در واقع، این نرم‌افزارها حافظ اصل خود محوریِ فرد هستند که نرم‌افزار اولیه، به شدت، حافظ آن است.

- **شخصیت ثانویه:** یکی از بخش‌های ناخودآگاهی که معمولاً در دوران کودکی شکل می‌گیرد و برنامه‌ریزی می‌شود، شخصیت ثانویه است. این بخش با الگو برداری از محیط، جهت مشخصی می‌گیرد.

– بخش اتوماسیون: الگوی تمام حرکاتی که انسان به تکرار و توالی انجام می‌دهد، پس از مدتی، به حافظه‌ی بخش حرکات خودکار (اتوماسیون) سپرده می‌شود و از آن پس، این کارها بدون نیاز به تفکر و به طور خودکار انجام خواهد شد. برای مثال، پیدا کردن جای حروف برای تایپیستی که در ابتدای فراگیری تایپ است، بسیار دشوار می‌باشد و او وقت زیادی را برای پیدا کردن شستی هر یک از حروف صرف می‌کند؛ اما پس از مدتی، حافظه‌ی ناخودآگاه، محل قرار گرفتن حروف را فرا می‌گیرد و نحوه و حالت دست و انگشتان را نیز به برنامه‌ی نرم‌افزاری خود می‌سپرد و از آن پس، به طور خودکار، این عمل را انجام خواهد داد؛ چنان که حتی نیازی به نگاه کردن به محل حروف صفحه کلید نخواهد بود.

– برنامه‌ریزی‌های متفرقه

الف. برنامه‌ریزی شرطی: انسان در بسیاری از موارد، بر اساس قضیه‌ی «اگر ...، آن‌گاه ...» برنامه‌ریزی شده است؛ از برنامه‌های رفتاری گرفته تا حتی واکنش بدن در مقابل خیلی از بیماری‌ها. برای مثال، افراد در دوران کودکی برنامه‌ریزی می‌شوند که اگر از حمام بیرون بیایند و در مقابل باد بایستند، آن‌گاه دچار سرماخوردگی می‌شوند و یا در صورتی که پیشانی آن‌ها عرق کرده یا خیس باشد و در معرض باد قرار بگیرند، آن‌گاه مبتلا به سینوزیت خواهند شد و ... . این دسته از بیماری‌ها را «بیماری‌های نرم‌افزاریِ شرطی» می‌نامیم.

ب. برنامه‌ریزی واکنشی: بخشی از برنامه‌ریزی‌ها واکنشی است و به طور معمول، تکرار رویارویی یک فرد با گفتار یا رفتاری خاص، موجب اجرای آن می‌شود. برای مثال، وقتی به طور مداوم به کودکی گفته می‌شود: «بخور؛ تو ضعیفی»، تکرار این گفته، کودک را این‌گونه برنامه‌ریزی می‌کند که باید بخورد؛ زیرا ضعیف است؛ اما حد نهایی آن، تعریف نشده است و کودک نمی‌داند که چقدر باید بخورد. به همین دلیل، آن کودک، در سنین بزرگسالی، چاقی مفرط و وزن زیادی خواهد داشت؛ اما هنوز بی‌اختیار و سیری‌ناپذیر به سمت غذا

کشیده می‌شود و ناخودآگاه می‌خورد؛ درست مثل این که شخص دیگری درون او است که غذاها را می‌بلعد. در زمان‌های قدیم گفته می‌شد که این افراد، بیماری «جوع» دارند و تصور می‌شد که موجودی درون آن‌ها وجود دارد که غذاها را می‌بلعد.

همچنین، در نرم‌افزار ناخودآگاهِ طفلی که روی فرش مدفوع می‌کند و والدین او را به شدت سرزنش می‌کنند که «چرا این کار را کردی؟»، برنامه‌ای وارد می‌شود که هنگام بزرگسالی، او را دچار یبوست مزمن می‌کند و برنامه‌ی نرم‌افزاری او، از عمل طبیعی دفع، جلوگیری می‌کند. این دسته بیماری‌ها را «**بیماری‌های نرم‌افزاریِ واکنشی**» می‌نامیم.

ج. برنامه‌ریزی قطعی: اصلاح این دسته از برنامه‌ریزی‌ها، سخت‌تر از برنامه‌ریزی‌های دو دسته‌ی قبلی است. برای مثال، اگر به دختر بچه‌ای از کودکی گفته شود «چقدر شبیه پدرت هستی و ...»، پس از سال‌ها دارای رفتارها و تمایلات مردانه می‌شود. ...

د. برنامه‌ریزی فیلتری (باورها): باورهای ما وارد این نرم افزار شده است؛ برای مثال، وقتی به کودکی گفته می‌شود که «عاقل باش» و این جمله مرتب تکرار می‌شود، برنامه‌ای فقط براساس قاعده‌ی ۴=۲×۲ وارد این نرم‌افزار می‌شود و او در بزرگسالی نمی‌تواند مسائل خارج از برنامه‌ی عقل و منطق را درک کند و در نتیجه، احساس مسائل متافیزیکی برای چنین کسی، بسیار مشکل است. از این رو، این فیلتر، راه ورود بسیاری از برنامه‌های دیگر را قفل می‌کند و اجازه‌ی ورود اطلاعات خارج از آن محدوده را نمی‌دهد.

در واقع، در این بخش، باورهای ما برنامه‌ریزی می‌شود و امکان پذیرش اطلاعات خارج از محدوده‌ی برنامه‌ریزی شده را سلب می‌کند.

منِ «مدافع» یا مادر دوم (واکنش دفاع روانی)

یکی از مهم‌ترین نرم‌افزارهای بخش ناخودآگاه، «منِ مدافع» یا مادر دوم است که امکان سازگاری با محیط را ایجاد می‌کند و میزان چشمگیری از تنش‌ها و اضطراب‌های آنی را می‌کاهد.

اما چون بیشتر این حمایت‌ها از منطق تبعیت نمی‌کند و به نوعی، فرار از حقیقت است، با نوعی خودفریبی همراه است و درست مانند دفاع‌های مادر از فرزند خود می‌باشد. بنابراین، با تمام ضرورتی که برای استفاده از آن وجود دارد، ضرر و زیان‌هایی را متوجه انسان خواهد کرد.

«من مدافع»، به طور همه جانبه از فرد دفاع می‌کند و همان‌گونه که مادر در دفاع از فرزند خود، بسیاری از مسائل از جمله حق و عدالت، درستی و نادرستی و ... را آن طور که باید و شاید در نظر نمی‌گیرد و فقط به رهایی بخشیدن فرزند خود از مهلکه می‌اندیشد، من مدافع نیز در بسیاری از موارد، چنین عمل می‌کند و این حمایت و دفاع، در برخی موارد، جنبه‌ی دوستی خاله خرسه را پیدا می‌کند. «من‌مدافع» برای دفاع از شخص، خدمات زیر را انجام می‌دهد:

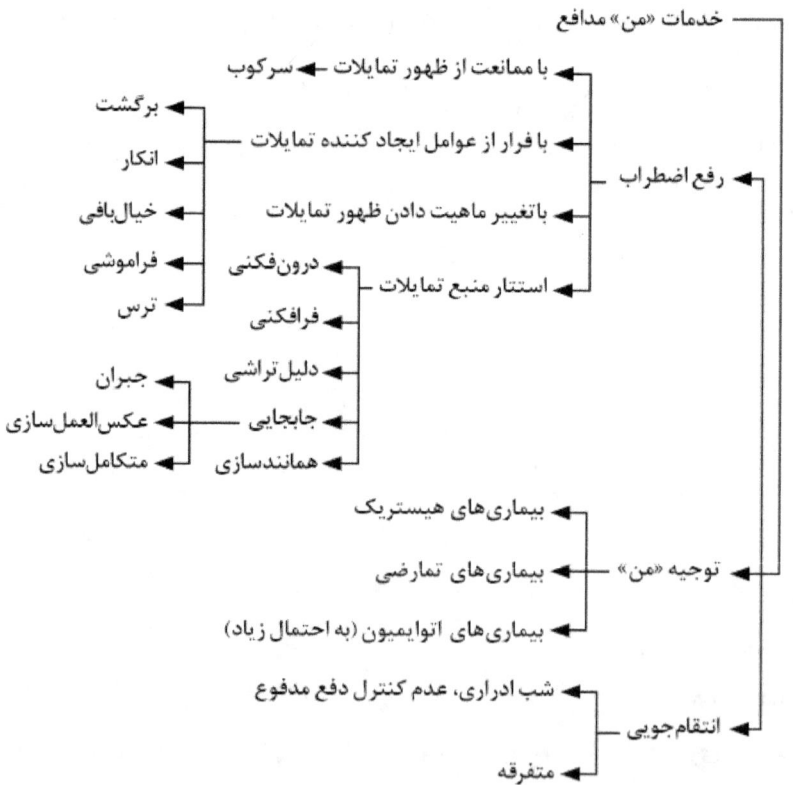

«منِ دادستان» یا دادگاه ویژه

دادگاه ویژه، یکی دیگر از نرم‌افزارهای بخش ناخودآگاه است که بر اساس سیستم خود ارزیابیِ خاصی عمل می‌کند و افرادی را که از انجام وظایف خود عدول کنند، مجازات می‌کند. این دادگاه، در مقابل تولید **انرژی پتانسیل منفی** (انرژی منفیِ ناشی از حرص، خود خوری، درون‌ریزی و ...) توسط فرد، او را محاکمه و محکوم به تحمل بیماری می‌کند. این بیماری‌ها را به اصطلاح بیماری‌های روان‌تنی یا سایکوسوماتیک می‌نامند و در این جا، **«بیماری‌های دادگاهی»** نام می‌گیرند.

دفاعیات فرد محکوم در این دادگاه، به هیچ وجه پذیرفته نمی‌شود؛ زیرا این دادگاه، بر اساس فلسفه‌ی خلقت انسان عمل می‌کند. انسان روی زمین نیامده است تا انرژی پتانسیل منفی ایجاد کند. انرژی پتانسیل منفی، مجموعه‌ای از انرژی‌های منفی است که در اثر حالت‌هایی مانند حرص خوردن، خودخوری، درون‌ریزی، حزن و اندوه، احساس نارضایتی، احساس شکست، احساس گناه و ... در او ایجاد می‌شود. یکی از مهم‌ترین علل ایجاد پتانسیل منفی، رفتارهای دوگانه‌ی زیر است:

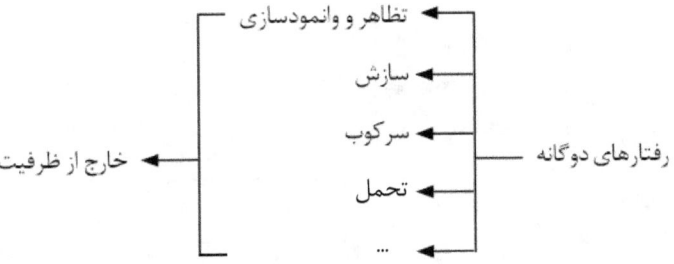

رفتارهای دوگانه، بخش عمده‌ای از رفتارهای ما است و به سازگاری ما با پیرامون و محیط کمک می‌کند. اما هر زمان که از ظرفیت انسان خارج باشد، به ایجاد انرژی پتانسیل

منفی می‌انجامد و موجب بیماری روان‌تنی می‌شود. دادگاه ویژه، بر اساس میزان انرژی پتانسیل منفی، فرد را به نوعی بیماری محکوم می‌کند که ممکن است با عارضه‌ی جسمی نیز همراه باشد.

انسان، اغلب مجبور است در برخورد با وقایع بیرونی که مطلوب و دلخواه او نیست و برای سازگاری بهتر با محیط، برخوردی دوگانه را پیش بگیرد. این رفتار به حرص خوردن، خودخوری، غم و اندوه و ... می‌انجامد و به دنبال آن، نوعی انرژی منفی در شخص ایجاد می‌شود که آن را «انرژی پتانسیل منفی» می‌نامیم. وقتی که میزان این انرژیِ منفی به حد معینی برسد، دادگاه ویژه‌ای فرد را محاکمه و به طور یک‌جانبه محکوم می‌کند. حکم صادر شده، به‌صورت بیماری اجرا خواهد شد و در این‌صورت، فرد محکوم با مشکلات جسمانی رو به رو می‌شود. برخی از این بیماری‌ها، عارضه‌ی بدنی خاصی ندارند، اما فرد، درد و ناتوانیِ ناشی از آن را احساس می‌کند و چون عارضه‌ی فیزیکیِ مشخصی ندارد، پزشکان مشکل را عصبی می‌بینند و یا به عبارتی تخصصی‌تر، شخص را مبتلا به بیماری روان تنی یا سایکوسوماتیک می‌دانند.

همان طور که گفته شد، کار دادگاه ویژه، بر سیستم خود پاداش دهیِ خاصی استوار شده است و بر اساس آن، افرادی را که در انجام رسالت کمال بخشی به خود قصور کنند، درگیر می‌کند.

به نظر می‌رسد این سیستم، بر اساس فلسفه‌ی خلقت و کمال انسانی استوار است و به انسان می‌فهماند که برای رسیدن به اهداف بزرگی خلق شده است؛ نه برای حرص خوردن، خود خوری، غم و غصه و محنت کشیدن. دادگاه ویژه هیچ یک از دلایل ما را برای ایجاد انرژی پتانسیل منفی نمی‌پذیرد.

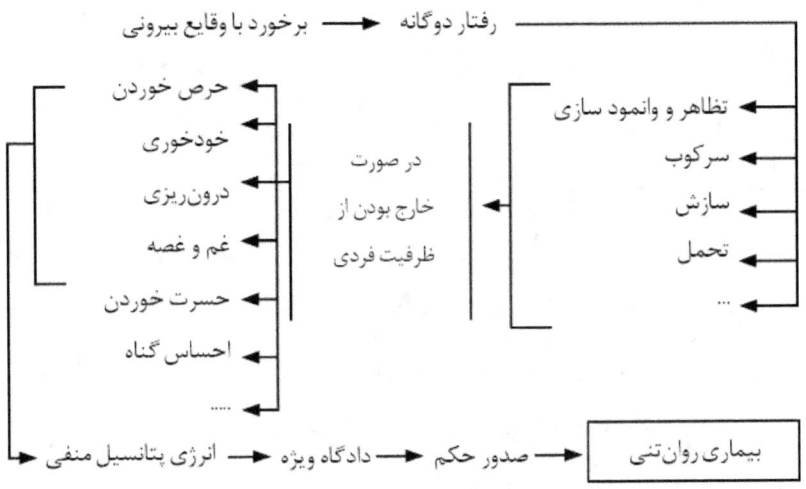

برخی از بیماری‌های شایع دادگاهی عبارت است از:

خودخوری ←	زخم معده
حرص و نگرانی ←	بیماری‌های قلبی
غم و غصه ←	گواتر
تضاد با محیط ←	کولیت
تضاد با خود ←	آکنه
تضاد ناشی از نفرت ←	آرتروز
..... ←	.....

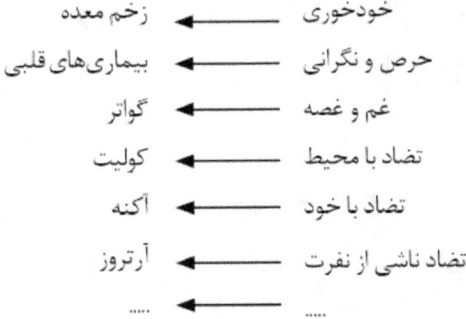

۳) فیلتر عقلی

این نرم‌افزار، از انسان در مقابل ورود اطلاعات غیر عقلانی و غیر منطقی، محافظت و از این طریق، عملکرد مدیر بدن را کنترلِ اطلاعاتی می‌کند. ورود اطلاعات غیر واقعی، باعث پیاده شدن آن در انسان می‌شود و این امر، در برخی موارد ممکن است خطرناک باشد. فیلتر عقلی، دو بخش دارد:

- بخش آگاه که در سطح خودآگاهی قرار دارد و فرد از چارچوب آن آگاه است و می‌کوشد از آن، استفاده‌ای آگاهانه کند

(عقلانی و منطقی بودن در نظر هر کسی، به‌گونه‌ی ویژه‌ای تعریف می‌شود. این نرم‌افزار، با برنامه‌های درست و غلط، برنامه‌ریزی‌شده است و فرد در تصمیم‌گیری‌ها و انتخاب‌های خود، از آن استفاده می‌کند.)

- بخش ناخودآگاه که به طور غیر ارادی، راه ورود اطلاعات به ذهن انسان را بسته است و اطلاعات ورودیِ غلط را مدیریت می‌کند؛ یعنی پس از بررسی و تأیید انطباق اطلاعات با معیارهای عقلانی و باورهای منطقی فرد، اجازه‌ی عبور و ورود آن‌ها به دیگر بخش‌های ناخودآگاهی را می‌دهد.

برای مثال، اگر فردی در مقابل ناملایمات زندگی خود عصبانی شود و بگوید «دیگر نمی‌توانم ببینم»، بخش فیلتر عقلیِ خودآگاه انسان می‌داند که منظور دقیق فرد، این است که فقط نمی‌خواهد این شرایط را ببیند و خواستار تغییر اوضاع است و قصد او از بیان این جمله، نابینایی چشم نیست. اگر همین گفته وارد بخش فیلتر ناخودآگاهی شود، در آن‌جا با فیلتر عقلیِ ناخودآگاهی مواجه می‌شود و موضوع ابراز تمایل به ندیدن، فیزیکی تلقی نمی‌شود. اما اگر به احتمال بسیار ضعیفی، این بخش نیز متقاعد شود که منظور شخص، ندیدن فیزیکی است و او مایل است که چشمانش نبیند، وارد بخش اراده و اجرا می‌شود و پس از آن، مدیریت بدن و سلول، آن را اجرا می‌کند و این مدیریت، دستور می‌دهد که فرد دیگر نبیند. بنابراین، کوریِ هیستریک اتفاق می‌افتد؛ یعنی با وجود سالم بودن چشم، او دیگر قادر به دیدن نخواهد بود.

فیلتر دیگری که در بخش ناخودآگاه وجود دارد و «فیلتر ناخودآگاهی» نام می‌گیرد، تمام اطلاعات منطقی یا غیرمنطقیِ حاصل زندگی فردی و همچنین اطلاعاتی است که شخص

درباره‌ی آن‌ها به نتیجه‌ی فکری مشخص و معینی رسیده است یا خانواده، محیط و جامعه در او برنامه‌ریزی کرده‌اند. این بخش، فیلتری را سر راه اطلاعات ورودی قرار می‌دهد و اگر این اطلاعات با محتویات فیلتر هم‌خوانی نداشته باشد، آن‌ها را پس می‌زند و اجازه‌ی عبور نمی‌دهد و درصورتی که بپذیرد، اطلاعات ورودی، وارد بخش اراده و اجرا خواهد شد.

نرم‌افزار ناخودآگاهی تمام انسان‌ها به گونه‌ای خاص برنامه‌ریزی شده است که انجام بعضی چیزها را ممکن و انجام بعضی چیزهای دیگر را غیر ممکن می‌داند. فیلترها در برخورد با مسائل بیرونی، از ورود برخی اطلاعات جلوگیری می‌کنند. برای مثال، وقتی که این برنامه فقط بر اساس عقل و منطق پایه‌ریزی شده است، از قبول مسائل خارج از این حوزه، به‌شدت امتناع می‌ورزد و سر باز می‌زند.

۴) بخش اراده و اجرا

پس از این که فیلتر بخش ناخودآگاه، اطلاعاتی را تأیید کرد، آن را به بخش اراده و اجرا می‌فرستد تا در این بخش، اجرا شود. برای مثال، اگر انسان بخواهد روی آتش راه برود، این فیلتر، در مقابل اطلاعات ورودی به شدت مقاومت نشان می‌دهد و از ورود آن به بخش اراده و اجرا جلوگیری می‌کند. در نتیجه، فرد هرگز راضی به پا گذاشتن روی آتش نخواهد شد و درصورتی که پا بگذارد، به شدت می‌سوزد و آسیب می‌بیند. اما با چند سال کار مداوم و تغییر برنامه‌ی این فیلتر از طریق تلقین و خود هیپنوتیزمی، می‌تواند روی آتش گام بگذارد و نه تنها احساس گرما نکند، بلکه احساس یخ‌زدگی نیز داشته باشد. دلیل تخریب نشدن سلول این است که برای نشان دادن واکنش در مقابل سوختگی، دستوری از کالبد ذهنی دریافت نمی‌کند و به راحتی، در شرایط موجود عمل می‌کند و آسیب نمی‌بیند.

همچنین، موجودات زنده‌ی اعماق ۲۵۰۰ متری دریا، حدود ۲۵۰ درجه‌ی سانتی‌گراد

حرارت را تحمل می‌کنند؛ در حالی که ساختمان سلولی آن‌ها همانند سلول انسان است؛ اما چون شرح وظیفه‌ی سلول‌ها برای آن محیط تعریف شده است، به راحتی در آن شرایط، فعالیت می‌کنند و هیچ تخریبی در آن‌ها دیده نمی‌شود.

نقش بخش اراده و اجرا در هیپنوتیزم

عبور اطلاعات (تلقین) از فیلتر عقلی به ضمیر ناخودآگاه و عبور از فیلتر بخش ناخودآگاه به بخش اراده و اجرا، وضعیت هیپنوتیزم را پیش می‌آورد. البته، در هیپنوتیزم، گفته می‌شود که وقتی اطلاعات به بخش ناخودآگاه برسد، هیپنوتیزم انجام می‌شود؛ اما در حقیقت، اطلاعات وارد شده باید از نرم‌افزار برنامه‌ریزی‌های بخش ناخودآگاه نیز بگذرد. تلقین‌ناپذیری، بر اساس عبور از این فیلتر و رسیدن به بخش اراده و اجرا تعریف می‌شود.

در تلقی رایج از هیپنوتیزم:

اطلاعات (تلقین) ⟵ فیلتر عقلی ⟵ ضمیر ناخودآگاه ⟵ حالت هیپنوتیزم

اما نمودار صحیح چنین است:

اطلاعات (تلقین) ← فیلتر عقلی ← فیلتر برنامه‌های ناخودآگاهی ← اراده و اجرا ← حالت هیپنوتیزم

تلقین‌پذیری

همان‌گونه که شرح داده شد، در بخش ناخودآگاه، برنامه‌ای نرم‌افزاری وجود دارد که بر اساس اطلاعات وارد شده، برنامه‌ریزی شده است. اطلاعاتی که در خلال زندگی، به‌خصوص دوران کودکی به دست می‌آید، این نرم‌افزار را برنامه‌ریزی می‌کند. تمام اطلاعات و برنامه‌های ورودی، با این فیلتر تطبیق داده می‌شود و پس از هم‌خوانی با آن، اجازه‌ی ورود پیدا می‌کند. تلقین‌پذیری عبارت است از مقاومت نکردن این نرم‌افزار در برابر برنامه‌ها و اطلاعات ورودی.

فردی که نرم‌افزار ناخودآگاهی‌اش تحت تأثیر دوران کودکی و بعد از آن، فقط به‌صورت عقلانی و منطقی برنامه‌ریزی شده است، در مواجهه با مسائل متافیزیکی و فراذهنی خارج از حیطه‌ی عقل و منطق، مقاومت نشان می‌دهد و قادر به پذیرش آن‌ها نیست. در نتیجه، چنین اطلاعاتی نمی‌تواند از بخش ناخودآگاه او عبور کند و وارد بخش اراده و اجرا شود.

برای مثال، در هیپنوتیزم، به سوژه تلقین می‌شود که پلک‌هایش سنگین و سنگین‌تر می‌شود، اما برنامه‌ی نرم‌افزاری ناخودآگاه، با تجزیه و تحلیل این خبر، دلیلی برای سنگین‌تر شدن پلک‌های فرد پیدا نمی‌کند و این خبر را مورد تأیید قرار نمی‌دهد. در نتیجه، تلاش‌های هیپنوتیزور بی‌فایده خواهد بود.

در مثالی دیگر، به سوژه تلقین می‌شود که دست‌هایش در حال سبک شدن است؛ اما این نرم‌افزار، چنین چیزی را امکان‌پذیر نمی‌داند و این برنامه را در بخش ناخودآگاه ارائه می‌دهد که سبک‌تر شدن هرچیزی که در حوزه‌ی جاذبه‌ی زمین قرار داشته باشد، ممکن نیست. بنابراین، تلقین‌های هیپنوتیزور، بی‌نتیجه خواهد ماند. چنین افرادی، به اصطلاح، تلقین‌ناپذیر هستند. در مقابل، افرادی که نرم‌افزار بخش ناخودآگاه آن‌ها، هر چیزی را امکان‌پذیر بداند و به اطلاعات ورودی، اجازه‌ی عبور بدهد، تلقین‌پذیر نامیده می‌شوند.

بدون قابلیت تلقین‌پذیری، هیچ کس هیپنوتیزم نخواهد شد و تلاش‌های هیپنوتیزور، بی‌نتیجه خواهد ماند. در واقع، در هیپنوتیزم، این سوژه است که نتیجه‌ی هیپنوتیزم را تعیین خواهد کرد، نه هیپنوتیزور.

****

****

***

فهرست آیات قرآنی

فهرست اشخاص

فهرست برخی واژه‌ها